禾馨
讓280天
不只如此

品牌創立十年來的點滴故事
引領精品級的醫療價值

序

CH.1 初心

跳脫框架 做市場的先行者

CH.2

茁壯

提煉精品級醫療品質

CH.3

荊棘

挺過風暴毫無保留的告白

CH.4

展望 盡心竭力 創造醫療烏托邦

附錄

完美於細節 來自媽咪們的真誠感謝

附錄

推薦序
勇於改變的醫者

認識蘇怡寧醫師已經超過三十多年了，話說蘇醫師在台大醫院服務期間算是我的晚輩，在我的印象裡，他聰明、認真、創新，更有堅持，具有多重的人格特質，有服務病人的熱忱，更有醉心研究的執著，看似兩相衝突無法並存的人格特質卻在他的身上同時體現。其實早期的基因研究並非熱門，大家都不看好。但他在我同班同學謝豐舟教授的指導下，居然沉迷於基因醫學的研究，而今進入「精準醫學」的時代，「基因醫學」已是顯學。走在基因研究的路，他是義無反顧、勇敢向前，永不停歇。

多年前，他跳脫桎梏、悖逆體制，走出白色巨塔：臺大醫院，自立門戶，創設禾馨醫療體系，發展異於常態的「團隊接生機制」，更大破大立，建構「平行共治：醫療與行政有機發展」的系統，不敢說「絕後」，卻是「空前」的創舉。行醫之餘，不改初心，仍不忘情他的終身依歸——基因研究，也成功地創立慧智基因公司，算是醫界的怪咖，也是醫界的奇葩！

《禾馨讓280天不只如此》一書道盡他在行醫過程中，「勇於衝撞」、「勇於改變」之人生體悟，是一本值得推薦的好書。《麥田捕手》作者J.D. 沙林傑曾說：「勇氣，改變可以改變的；寧靜，接受不可改變的；智慧，分辨可以改變和不可以改變的。」希望這本書可以使醫療從業者、醫學研究家、產婦、家屬及民眾，帶來一些省思與啟示。

——**財團法人乳癌防治基金會董事長　張金堅**

推薦序
健康寶寶喜臨門的精心挑戰

根據二〇二二年經濟學人發表的歐亞七國 HTA（科技評估報告），調查中說明，罕病患者中，約七三%是在嬰幼兒與兒少時期發病，顯現罕見疾病的確是生命傳承時，可能的隨機風險。尤其對罕見疾病家庭而言，是否有機會再誕生下一位健康寶寶，其關鍵在於遺傳諮詢、基因檢驗及診斷等與基因醫學相關的臨床應用和照護。

禾馨醫療及慧智基因，多年以來皆是罕見疾病基金會補助病患接受遺傳檢驗服務方案的重要夥伴。自二〇一三年開始，本會與蘇怡寧醫師領導的慧智基因醫學實驗室開始進行合作，到二〇二三年，十年累積提供十九種罕見疾病涵蓋五十三個基因檢驗，此外，亦曾於二〇一三年年合作基因晶片檢驗。這些年來，禾馨醫療、慧智基因與罕病基金會主要合作在於提供遺傳檢驗補助，共同為罕病者盡心力。每當基金會發現某個疾病需要基因檢驗協助，蘇怡寧醫師領軍的基因醫學團隊多半迅速回應：「我們可以做；我們來做！」除了意願以及熱誠第一，慧智基因開創、引進新的檢驗技術也是業界領頭羊之一；記得蘇醫師到台大育成中心開設實驗室時，本會曾拜訪蘇醫師，他以堅定的語氣表示：「我們想引進最新的技術及設備，幫忙台灣的病人。」鑒此信念，禾馨醫療攜手慧智基因扎實地幫助許多罕病家庭，建立的檢驗技術也為台灣遺傳檢驗奠定新標竿。

此外，蘇醫師領導的禾馨醫療團隊及慧智基因醫學團隊，是「胚胎著床前基因診斷（PGD）」技術先行者，在不違背倫理及法律規範下，運用專業為罕病家庭撐起保護大傘，除提供建議外，同時精準實際執行，對許多罕病家庭來說，的確是翻轉生命傳承的重要轉捩點。

蘇醫師帶領的禾馨醫療及慧智專業團隊，在精心全力提供服務之餘，不忘同時關懷弱勢，展現社會影響力；把對罕病家庭的關懷以及孕產婦的關愛連成一線，促成愛的流動。在禾馨院內和診間使用罕病患者用心繪製的公益藝術創作桌曆，而慧智基因大樓也布置有罕病病友藝術創作藝廊，讓罕病病友的才華才藝有了完美展現的時間及空間，種種暖心善行的公益回饋，再再反映出蘇怡寧醫師及其團隊時刻掛心罕病病友與新生兒產婦媽媽們，在生命降臨人間的喜悅中，更持續注入善的能量及希望。

謹此敬賀禾馨醫療新書問世，有目共睹的卓越成就，兢兢業業往下一個十週年持續邁進；同時祝福在面對台灣社會少子化、老年化等等環境衝擊中，禾馨醫療確保並捍衛「先進照護、專業至上、莫忘初衷、不斷創新」四大核心價值，再再挑戰、闖出框架、成功穩駐，成為趨勢破浪者！

——**財團法人罕見疾病基金會創辦人　陳莉茵**

推薦序
不是機車、不是愛碎念，是對品質的執著

蘇怡寧學長是我在台大醫學系的學長，大我六屆（雖然他一頭烏黑的髮色、時尚年輕的穿著，怎麼看，都比較像是我的學弟）。當年，我五年級去婦產科當Clerk（見習醫師），學長是負責帶我們的CR（總醫師），那時就覺得學長非常聰明、邏輯非常清楚，當我們「因為無知而亂講話」，他「酸」起人來，也是沒在客氣。後來知道學長開了「慧智基因」，還是上櫃公司！我是一點也不意外，他就是一位不會被框架框住的人，也很有個人的領導風格。

學長後來創辦了禾馨醫療，我本來以為那只是一家收費昂貴的「貴族醫院」，後來，我有一位很熟的學妹，也加入了禾馨醫療，我才瞭解禾馨醫療獨特的企業理念。禾馨成功開創了高品質周產期照護模式，扭轉了產科的命運，特別是他們創立了「團隊接生」，真的讓我非常佩服！

過去產科醫師的接生模式是「產檢看誰，就由誰接生」，搞得大家都睡眠不足、生活品質很差。禾馨扭轉了舊趨勢，讓醫師們輪流值班，無論產檢是誰看的，接生全由當天值班醫師負責（剖腹產更有雙主治醫師手術，真的是很「奢侈」的人力，也只有禾馨做得到）。他成功的說服了產婦們，這樣做，對彼此是更安全、更有品質的做法。這個也是他重視「團隊合作」的展現，打破以往

醫師單打獨鬥的模式，病人是「我們團隊」的病人，大家通力合作照顧好病人，才是共同的目標。

我在醫院裡，是重症醫師，也負責醫療品質與病人安全，長年在推動「醫療團隊合作「Team Resource Management,TRM」，深知這樣的摒棄個人主義、良好的團隊合作，可以讓病人更安全，提升醫療品質。而且，身為睡眠專科醫師，我知道「團隊接生」這個設計，可以讓產科醫師，有更規律的作息與充足的睡眠，對產婦會更有保障，因為，睡眠不足，會影響到產科醫師手術的精細動作和協調性，也會影響到思考與判斷。另外，禾馨也是真心為產婦著想，陸續加入新陳代謝科、心臟內科、直腸外科（處理痔瘡）、形體美學（整形外科）、乳房外科等，照顧女性不同階段需求，落實全人醫療照護。

蘇怡寧學長在繁忙工作之餘，仍抽空經營粉專「蘇怡寧醫師愛碎念」，回答產婦問題，破解許多迷思與錯誤觀念，雖然有時「語氣有點機車」，苦口婆心的碎碎念，是對民眾教育與醫療品質的執著，也是新手媽媽最大的後盾。

禾馨如何能夠在台灣「醫療崩壞」之際，擺脫低價健保、以量取勝的框架，讓有能力的產婦多一個選擇，讓產科醫師可以更有尊嚴、更有成就感，發展成為「守護孕產兒」的應許之地，同時讓冷門的婦產科成為熱門科別之一，值得大家好好的來細讀這本《禾馨讓 280 天不只如此》。

——**ICU 醫生　陳志金**

創辦人序
遵循信念，堅定前行

這些年，我常在各種場合接收到「禾馨下一站會到哪？」的詢問，或是「禾馨做得很成功耶」的讚賞，禾馨從自身出發，點點滴滴、細水長流為婦產科業界帶來翻轉，這點絕對是大家有目共睹的。

十年，對一個企業來說，十歲其實還很年輕，但是對我、對禾馨而言，十年來彷彿走著漫漫長路，歷經了許多起伏變化。許多朋友都聽過，我那時只差最後一場演講過關就能升等為教授，卻在此時選擇離開臺大醫院的故事，出走白色巨塔，二〇一二年九月，禾馨就在懷寧街二一八公園旁的靜謐角落，悄悄的開啟了我們追逐夢想的驚奇之旅。當初的抉擇至今無悔，十二年後的二〇二四年初，禾馨醫療的台中安和院區正式展開營運，我深深的體悟到，原來就是因為大家的不離不棄與一路陪伴，我們才能義無反顧的遵循信念堅定前行。

我們總是不斷提醒「懷孕生產不是生病」，在迎接新生命的喜悅之際，實在不應該也不需要受那麼多禁忌綁手綁腳，禾馨洞悉母嬰需求的本質，為每一份需求提出前所未見、超乎預期的解決方案，這段過程融合太多人的付出與努力，我們左思右想，不如出書聊聊禾馨這一路走來的歷程吧！也為過去這段日子留下一些未完待續的中途註解。

曾有很多人好奇問我，「禾馨為什麼要叫『禾馨』？名字是怎麼來的？」其實，「禾馨」兩字間有個很重要的語音雙關，也是我們長久以來不變的初衷——「核心」，回歸照顧母嬰的初心，也表達寶寶是上天的禮物，以及母愛無限。我始終覺得，醫療的本質在專業，而專業的彰顯就在細節，這也正是我一直強調的小細節大不同。在這個處處講求CP值的社會氛圍下，初衷不能背離，醫療的核心價值必須被守護。我覺得，檢視一個人最好的方式，就是看現在的他有沒有違背過去的初衷，還好，很令人欣慰的，我還在自己堅信的那條道路上，並且持續邁進。

禾馨有著四大核心價值，包含「先進照護、專業至上、莫忘初衷、不斷創新」，這是我們的信念，更是我們的堅持，所以在本書的第一個章節，我們直接帶大家回歸初心，坐時光機一起看看當初創立禾馨的初衷，副標題「跳脫框架，做市場的先行者」，貼切道出我們義無反顧的堅持。人生中，理想與現實時常有差距，人們經常必須向現實這一方妥協，在愈來愈艱困的醫療環境裡，為了不讓夢想中的高品質醫療漸行漸遠，堅信臨床服務的需求才是醫療的本質，我們做了許多不同的制度開創，包括二十四小時團隊接生制、剖腹產雙主治醫師、兒科醫師產房即刻處置、專任麻醉科醫師團隊隨時待命等嶄新作法，這些也是我常說的「小細節大不同」，因為專業總在細微處被彰顯。力量雖然微小，但我們一直很努力，期待點滴累積暈染出變化，督促整個大環境跟著進步、願意優化，照顧到更多人。

進入第二章節「茁壯」，我們透過八位重要的禾馨資深主管級醫師、同仁，他們分別擅長不同專業領域，從他們的視角帶著大家深入核心，從內而外、由上到下，在許多細微處深深下功夫，進而形塑出獨一無二的禾馨風格，一種截然不同的細緻專業。我從來沒有想開一家「蘇怡寧婦產科」，比起個人英雄主義，我期許自己成為「king maker」，真正讓我嚮往的是團隊合作，而我很樂意提供舞台，讓有能力的人都能站上屬於自己的舞台發光發熱，禾馨今日一千多人的團隊規模並非我當初預想得到的，但我始終堅信，站得夠高才能看得夠遠，因此我們更義無反顧。曾有人說：「夢想有多大，世界就有多大，心有多大，舞台就有多大。」築夢的過程中，過程其實很有價值，唯有認真看待、看重自己的夢想，並且有策略的一步步踏實實踐，讓自己與期待愈來愈靠近，為夢想捏塑出更具體的樣貌。

十年歷程中經歷的種種風雨，到第三章節轉化成「荊棘」內容，看我們剖析每一次的衝擊，並在過後將挫折內化成養分，好的壞的經驗都汲取，謙虛受教、破繭重生，無論是荊棘或坦途，都以更強大的姿態重新綻放。

過往有人將禾馨貼上「貴族診所」的標籤，但經營企業本來就必須注重盈虧，禾馨一直以來都並非以累積財富為取向，為了提供更好的醫療品質，禾馨投入大量的專業人力與先進設備，這些都是大家看不見卻真實存在的成本，只要是對的事，無論多艱難，禾馨都會在不虧錢的前提下竭力完成。事實上，禾馨醫療團隊了解偏遠地區的需求，長期以來每週跨越一百多公里，到花蓮門諾醫院支援高層次超音波，只因為本著「哪裡有需求，就是我們存在的價值」，堅持提供照顧，有能力就多做一點，多年來始終如一。

確定禾馨要走的路，並且堅定向前，書的最末章節，我們也分享今後對自己的期許與展望。禾馨還很年輕，是一個不斷快速成長的有機體，不變的是我們一直在改變。環繞著女性為核心，將各項需求做橫向、縱向的延伸連結，總是不斷調整步伐，用新的思維融合專業，用持續修正追求頂尖，不斷地思考著如何讓整個團隊能夠更穩固堅定的前進，讓醫療兼備可親性與專業性。當然，禾馨的體貼入微，絕對不是我們說說而已，成為母親迎接得來不易的孩子，每個家庭的背後，必定都交織著獨一無二的生命故事。我們也邀請三位禾馨媽媽，親自分享對禾馨的喜愛和感謝。

這是一場屬於我們的寧靜醫療革命，我們義無反顧，只希望不念過往、不負當下、不畏將來，讓世界變得再好一點點，就值得。

——**禾馨醫療創辦人　蘇怡寧**

Chapter 1

初心

跳脫框架 做市場的先行者

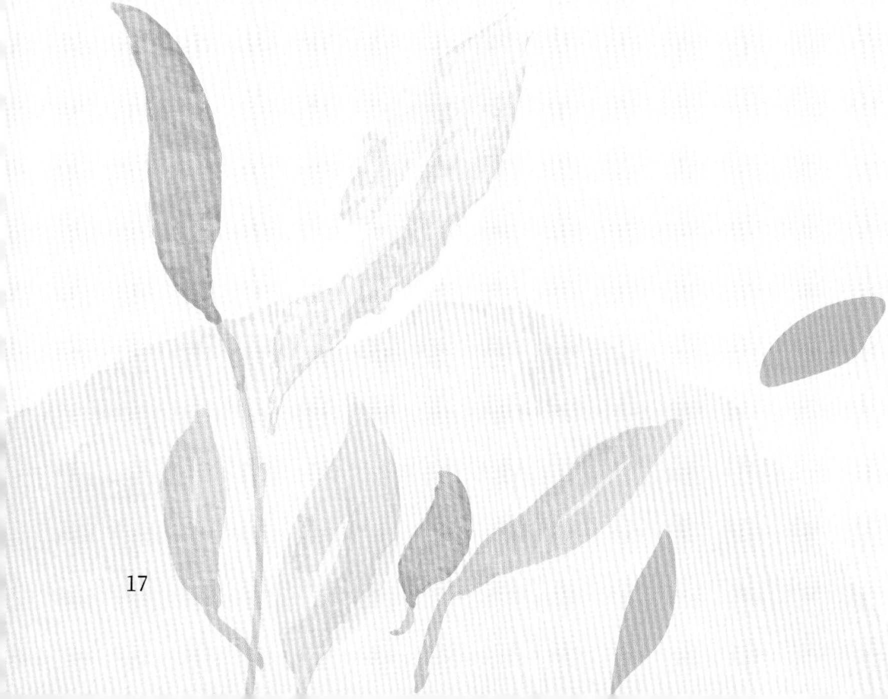

白衫—從體制出走　小細節大不同

白色的襯衫很安全，但一不注意就會變得很無聊。人生，也是這樣的吧？

我從不覺得我會離開臺大醫院，從臺大醫學系畢業後，我在臺大醫院從見習醫師一路晉升，到了四十五歲已累積兩百多篇論文，那年我只差一場升等演講過關就能當教授，然而我在最後一哩路卻選擇離開，只因一個畫面讓我大夢初醒。

臺大醫院舊大樓有一條寬闊深長、貫穿醫院前後的中央走廊，有天我在這裡遇到一位退休的老教授踽踽獨行，那一幕讓我陷入沉思——歲月靜好，難道這就是我未來要走的路嗎？好像不是，我想效法日本的櫻花精神，轟轟烈烈地盛開，再燦爛、果斷地凋謝。我希望自己能留下印記，在百年之後，世人仍能記得我這輩子努力改變的世界。

小細節大不同，心念一動，人生瞬轉。卸下光環、脫掉白袍，我毅然跨出臺大舒適圈，遵循心中的信念創立禾馨醫療和慧智基因。我知道未知的前方必然困難重重，但我意志堅定，堅決只為理想而戰！

挑戰不可能 為研究基因走產科

我會選產科，一來是個性使然，內科、小兒科要溫文儒雅、循循善誘，而我傾向大刀闊斧、大破大立。二來因為我從小就對基因很有興趣，那時候基因研究才剛萌芽，而最相關的臨床科別就是小兒科跟婦產科。基因研究自始至終是我的依歸，但走這條路實在有太多需要改變的事情。

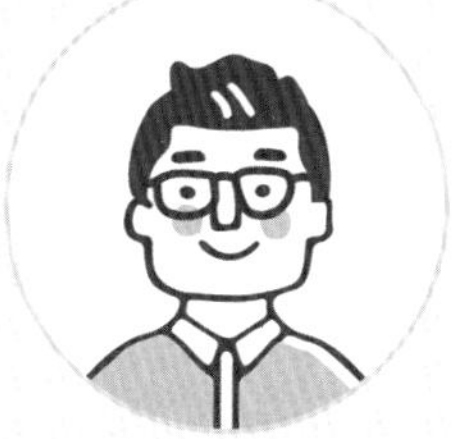

蘇怡寧 醫師

現任● 禾馨醫療婦產科主治醫師／慧智基因股份有限公司董事長

經歷● 臺灣大學醫學院臨床基因醫學研究所副教授

專長● 周產期醫學、高危險妊娠、羊膜穿刺、絨毛膜採樣、胎兒臍帶血採樣、基因醫學及遺傳諮詢、親子鑑定、各式產科手術我最扼腕的記憶之一是，在我當住院醫師的時候，有個媽咪來找我，她第一段婚姻失敗的原因是生下有裘馨氏肌肉萎縮症的小孩。這種遺傳疾病來自媽媽基因，只要生男生，就有二分之一的機率發病，孩子在十幾歲時就因為呼吸衰竭過世。在上段婚姻破裂之後，她又遇到另一段良緣，再次懷孕的她如臨大敵，哭著跟我說：「我一定要確定寶寶沒事，不然我沒辦法再承受一次。」可惜當時基因診斷技術對此愛莫能助，我們只能眼睜睜看著她因為懷男寶寶而決定終止妊娠。這件事對我衝擊很大，更代表著我們還有很多事情需要努力。

所幸二十年後醫學進步，這種病症已不再是棘手的問題。我實在無法抗拒這種征服欲，我喜歡挑戰大家認為不可能的事情，即便再無力回天的困局，我願想盡方法將之逆轉！

研究是我的信仰，所以當研究環境不被重視，也是我當年離開臺大的主因。那時候院長找來一群 EMBA 管理碩士擔任副院長，管理者認為實驗室不賺錢，就下達「假日關掉研究室冷氣」的公文，以省電費開銷。很多人不能理解為什麼我的反應會這麼激烈，因為這如同不重視研究學者，要知道臺大醫院是靠著研究力才能成就臺大醫院的榮光，學者及研究環境應該被好好維護才對。固然醫界也需要專業經理人做好管理，但我認為兩者是需要達成平衡的！

學醫傳統是師徒制，而我一路走來無比幸運，因為老師、前輩們都很包容我，給予我極大的發揮空間。很多人問我創業是如何成功的，其實說再多都是

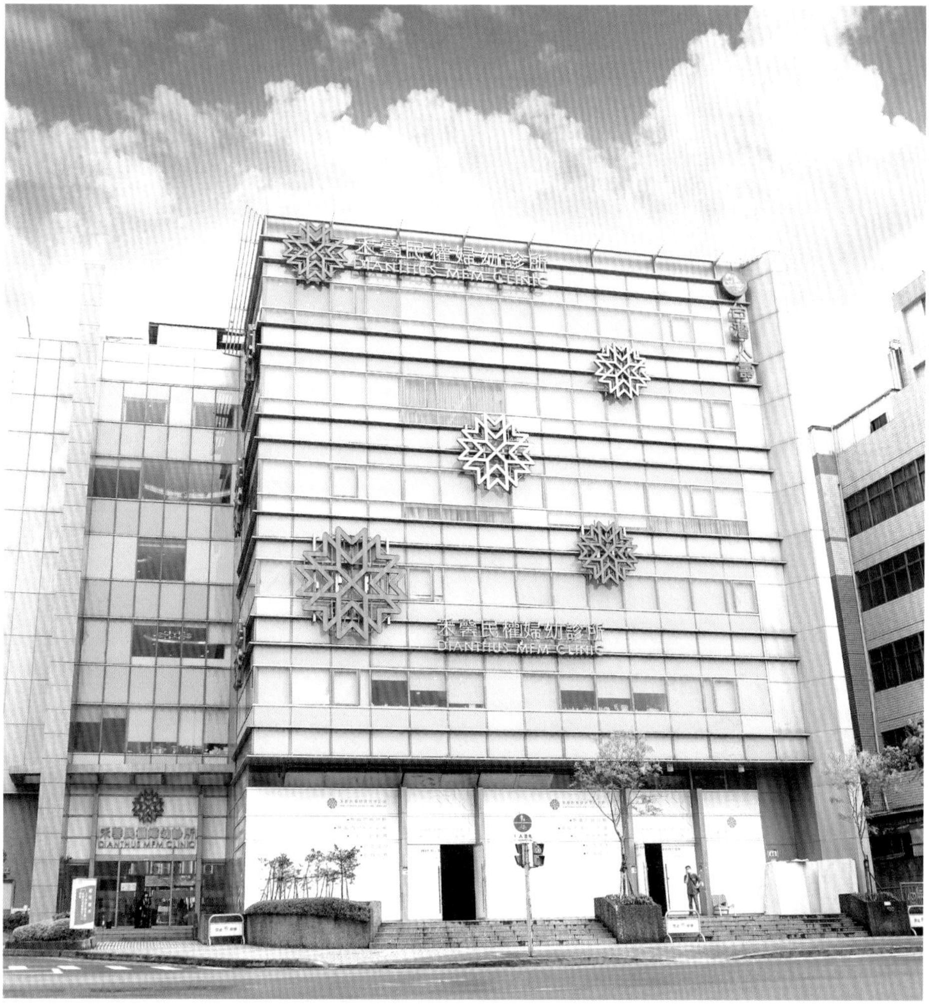

禾馨勇於突破框架，為不盡滿意的醫療體制創立新的模式與秩序。

空談，因為成功無法複製他人經驗，除了要具備能力，還是要靠機遇。所以直到現在我還是很感謝臺大創造出一個自由開放的環境，作為有志之士最強力的後盾，讓我們去做自己想做的事情。

令人尊敬的楊泮池校長（當時任臺大醫學院院長）在知道我要離開臺大後，特別約我去院長辦公室長談，他在充分了解我的想法和心意已決後，支持我成立慧智基因，並進駐臺大育成中心，之後也時常默默關心和協助，我一直感念至今。人在順遂

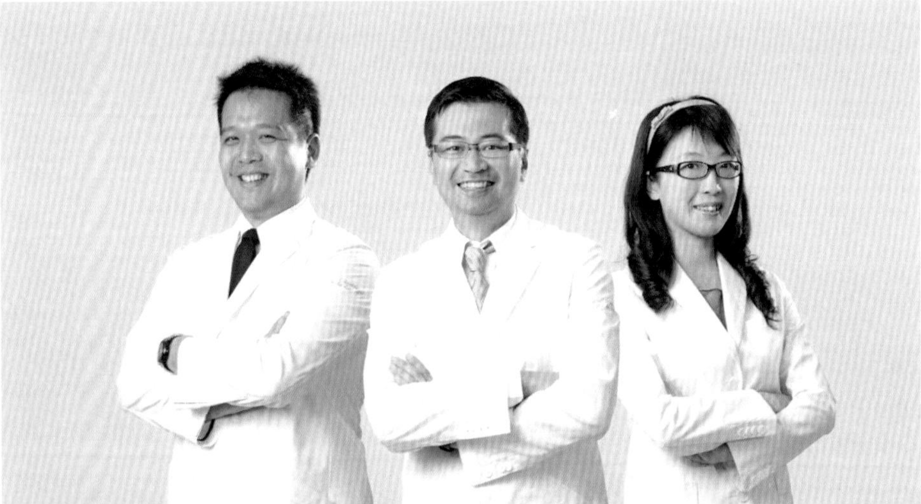

蘇怡寧醫師離開臺大後，與林思宏醫師、林佳慧醫師一起成立禾馨，希望帶給台灣的婦產醫療環境更多創新的可能。

的時候，不容易感覺誰真心對你好，唯有遭遇逆風的時候，你才會明白，誰是那位願意伸手拉你一把的人。

對症下藥 改變醫界創新連連

婦產科是「五大皆空」（內科、外科、婦產科、小兒科、急診科）之首，在婦產科的架構下，產科又比婦科、不孕症更乏人問津。為什麼產科醫師是份苦差事？因為我們必須全天候守在醫院附近，只要醫院一呼叫，就算是大半夜也要用意志力爬起床，飛奔到產房接生。壞處是，產科醫師還沒到場前，產婦只能等待，聽護理師一旁安慰先哈氣、不要用力，這對產婦是件很危險的事；再者，產科醫師在長期疲勞轟炸下，體力很容易衰退，腦袋也會愈來愈渾沌，有時甚至發出自我懷疑：「我昨晚真的有起床接生嗎？還是在夢遊呢？」

產科醫師被無形的枷鎖制約、沒日沒夜地接生，這是我們想要的產科型態嗎？我想要改變這件事，所以在禾馨實踐最安全的「團隊接生」模式，這是禾馨最重要且著名的醫療創舉之一，重點為讓看診與接生分離，當天輪值的主治醫師二十四小時都能在產房待命接生，並由雙主治醫師一起開刀。

禾馨剛啟動團隊接生機制時，大家都不看好，苦口婆心地勸我們不要白費功夫。事實上，產科種種的保守與悲觀都其來有自。第一個癥結是教學服務研究。醫學中心重視傳承，主治醫師要顧醫療，又要兼顧訓練較資淺的年輕醫師，在無法全心開刀的狀況下，醫療滿意度自然會下降。

第二個癥結是麻醉科醫師對產婦的重視度與自身專業度。在大醫院體系，麻醉科不專屬於產科，而產痛對麻醉科醫師來講，不是最人命關天的項目，所以如果麻醉科醫師當下業務繁忙，迫於急迫性往往請產婦再多等待。另一方面，診所端如果沒有足夠的預算聘請全職麻醉科醫師，而是改聘麻醉護理師（俗稱：麻姊、麻護），或是兼職的麻醉科醫師，雖然經營面壓低了成本，卻因專業和經驗不足而增加手術風險。

面對這些嚴峻的挑戰，我選擇投資重本，在禾馨落實團隊接生制，提供產婦最專業、開刀時間最短的醫療服務。首要關鍵是讓主治醫師在值班日專職接生。我們的團隊都是專精周產期醫學與高危險妊娠的產科主治醫師，都有豐富的接生經驗。產婦臨盆前，主治醫師會心無旁鶩地全程照顧，若遇到胎心音不穩定或任何狀況，能當機立斷地機警及時處理，避免胎兒缺氧、胎兒腦性麻痺、子宮破裂、血崩等嚴重併發症；如果是剖腹產，我們採雙主治醫師執行手術，用雙倍的醫師人力仔細確保手術更安全、快速地進行。禾馨也是登記有最多麻醉科醫師執業的基層診所，不光是施行減痛分娩，也負責剖腹產麻醉，全程監測媽媽生產中的生命徵象，提供全時不間斷的輔助醫療服務。產房手術房所部署的器材配備一概五星等級，精心規劃最健全的模式，確保醫療團隊工作流暢，讓媽媽在絕對安全的環境下放心及舒適地迎接寶寶呱呱墜地。

禾馨的專業團隊有超過一百位以上的專科醫師、數百位專業人員，包括：醫師、護理師、遺傳諮詢師、國際認證泌乳顧問、物理治療師、醫事檢驗團隊、超音波技術員、放射師、藥師、營養師等，體系均衡、多元且精良。曾經有同業因此打電話來抱怨禾馨「破壞行情」，但做事原本就不該迎合每一個人，只要確定自己是在做對的事，我認為就該義無反顧堅持下去。

拒絕刻板　督促大環境持續優化

為什麼禾馨常被當成箭靶？說到底還是因為我的完美主義和理想主義。為了拉高醫療品質，為了捍衛醫療信念，有時與國家政策步調不一致。

以衛生福利部國民健康署推動「母嬰親善醫院」為例，其中一條步驟要求媽媽跟寶寶每天二十四小時貼身相處，創造讓母乳哺育成為常規的醫療照顧環境。但我對此持保留態度。但凡生過寶寶的媽咪都知道，剛生完寶寶的身心壓力最是龐大，當所有注意力都集中在寶寶身上時，媽咪自己的睡眠和情緒都會受影響，而且每個人的體質狀況也都不同，母乳不一定能穩定供給，因此母嬰親善的環境不宜用單一標準來定義。

禾馨堅守醫療專業，勇於標新立異，不加入母嬰親善認證的婦產科醫院，而是用客製化的模式，依據每位媽咪的需求做到母嬰親善。我們感謝大眾認同禾馨的理念，讓禾馨能用龐大的接生量，從執行端回頭影響母嬰親善政策。

上述這個例子告訴我們，堅持做對的事，才有機會正向改變。即便大環境給出一樣的框架，禾馨這十年來總是敢於突破框架，熱情地為不盡滿意的醫療體制提供創新思維，而全民健康保險制度就是我們時常挑戰的議題。我常談到健保對醫療發展的局限性，為了維護社會的公平正義，健保講求齊頭式平等，但也出現了若干必要之惡。

首先反映在病房品質上，加入健保的醫院要有六成以上的健保房（三人房或二人房），而單人房要控制在一定的比例之下，並加收費用。在這樣的制度下，除了要面臨單人房供不應求，如果產婦排到了健保房，也可能必須要容忍同房間內的新生兒不分晝夜地嚎啕大哭，無法好好休息。因此禾馨願意投資環境空間，全數規劃單人房，提升媽咪們安心休養的品質。

再就醫師的薪酬公平性而言，剛從醫學院畢業的菜鳥醫師，和知識、經驗豐富的資深醫師，在健保體制下所得到的給付都是一樣的，換言之，健保一口價無法彰顯優秀醫師的資歷與價值，而這種齊頭式的平等無法透過市場機制提升醫療品質，並有礙醫療界進化的可能。試想，當政府規定一餐只能賣一百塊時，受制於成本有限，高檔食材、廚藝工法、用餐環境與服務品質就無法面面俱到。禾馨首重專業，因此投資專業醫護團隊，並且採用合理的薪資機制回報

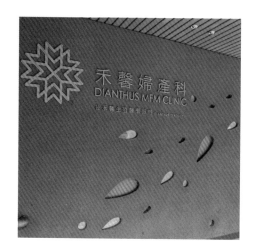

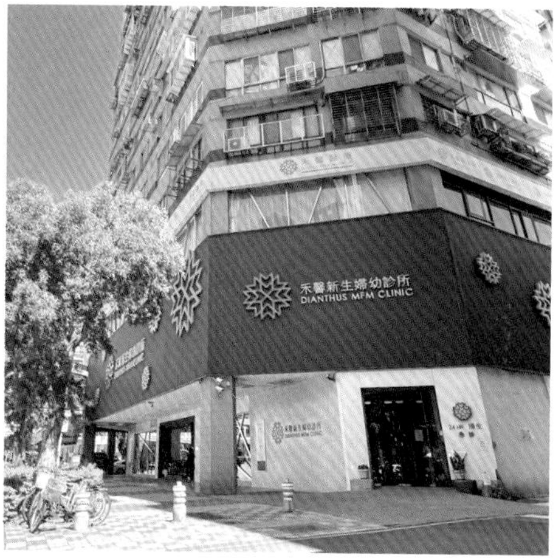

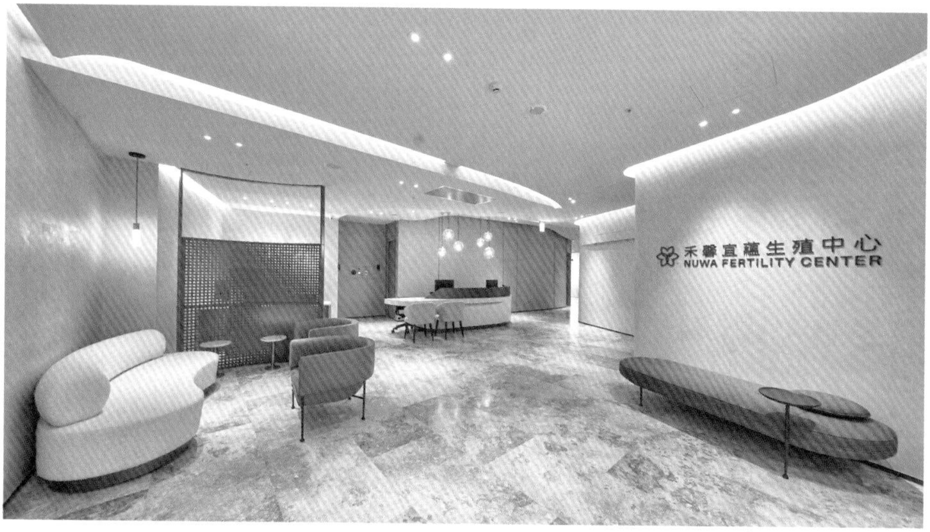

禾馨規劃全面的專業母胎醫學及生殖醫學團隊，給予大眾全面且完整的醫療照護。

同仁。

第三個因健保造成的負面影響是分級醫療兩極化。台灣醫療院所層級按照衛生福利部分類，目前分為醫學中心、區域醫院、地區醫院及基層診所。醫學中心就像百貨公司應有盡有，但存在著一位難求、候診時間長、隱私性不好等問題；獨立醫師開業的診所就像超商，雖然相對迅速便利，卻無法滿足更精緻的服務。為了兩全其美，我提出「服務型醫院」，以精品店的概念規劃更專業的服務型醫療體驗。

禾馨如何落實精緻的服務體驗呢？除了前面提到的

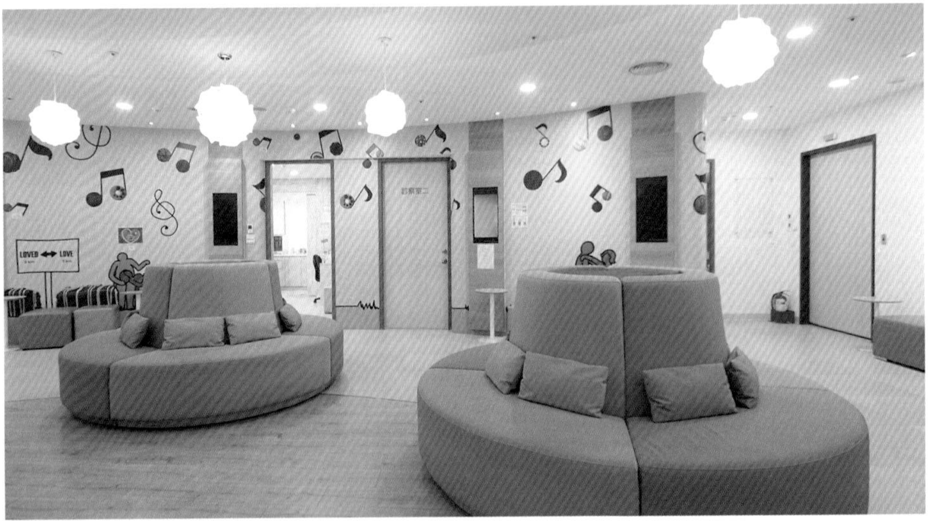

候診空間寬敞舒適，並打造「獨立隱私看診空間」，讓患者能優雅地進出診間，保有看診隱私。

大方向醫療改革，在環境與設備面我們做出更進一步的提升，例如：打造「獨立隱私看診空間」，這也是我在醫學中心工作時許下的夢，要讓患者優雅地進出診間，保有隱私不暴露自己剛剛做過哪種檢查。我們備有自動升降的內診台，讓患者不必費勁地爬上爬下或是移動診間做檢查。這個設備雖非由禾馨首創，但因為我們在空間規劃上落實得更徹底，反而更能帶動同儕一起進化成更友善的醫療環境。這就是進步的影響力，小細節大不同，有夢想就要想辦法堅持和實現！

平行共治　醫療與行政有機發展

禾馨能積極行動並快速演進，絕非我一個人的功勞，而是集結所有前線醫護和後援內勤團隊共同努力的成果。一般醫療體制劃分為兩種，一是由醫師團隊主導行政管理，例如臺大、榮總；另一種是行政管理系統主導醫療團隊，例如長庚。禾馨則開創出第三種行政架構：「平行共治」，醫療團隊在第一線醫治病人、接收醫療趨勢，而管理團隊以堅實的行政系統支援醫療系統，兩者並行展現「有機體」靈活變動之本質。

為了讓平行共治運作得更順暢，我讓自己擔任禾馨各單位之間的緩衝器，做架橋的銜接工作；與此同時，我總是告訴自己「你永遠是半桶水！」用更謙卑的態度去評估局勢和思考不同的選擇，且不斷學習跨領域溝通和人際磨合，過程中我把自己身上的銳角拋光成更純粹、圓潤的企業意志：我一定要帶領禾馨團隊齊力改善台灣的醫療生態！

我們學基因的都知道，純種會弱化基因、導致族群滅絕，唯有生物多樣性才能創造更多健康的變異。人生亦是如此，一成不變是很可惜的，爬得不夠高、闖得不夠遠，就站不上巨人的肩膀，看不見更多采多姿的世界。是的！這十年來我也變得更成熟了。四十五歲之前，我一直在臺大醫學系至臺大醫院這座白色巨塔裡被保護得好好的，也把人生活在臺大的光環之下，直到我毅然決然地踏出舒適的小宇宙出來創業，才發現自以為是的優越感，事實上只是一種無可救藥的大頭症。

真正的強者，要敢於背水一戰。好比經營餐廳一樣，如果我謹守老顧客喜愛的經典味道，這會很保守且安全。但大夢想家一定要持續挑戰更大的夢，無畏強權、不怕嘗試失敗，並坦然改善自己的缺點。這就是我敬佩的人格特質，也是我不變的信念與初心。

魔幻時刻──美善醫病關係

我很注重專業和美感，為了衛教宣導重要的知識概念，不惜拋開莊重正經的學者形象，搖身一變成為愛碎唸的大叔。跳出學術的象牙塔，再跳出診間制式的醫病關係，我潛入臉書五光十色的許願池，聆聽網路上媽咪們投遞的各種生產疑難與流言、迷思。其實這個對網友碎念又常開罵的「蘇媽媽」是我很珍惜的一個角色，促使我能更快速、大量地貢獻所學，同時也讓媽咪們點點滴滴的回饋，一步一步地影響禾馨的茁壯。

這種魔幻時刻就像攝影圈說的「Blue Hour」，光影曖昧的漸變時刻最適合拍風景，在社群上，醫師與大眾的互動也不再限於白色巨塔，更加平等且無距離。但我的目標絕不是當網紅，而是想建立一種社會影響力，讓禾馨的理想能穿越診間，從網路如同羊水般溫柔地滋養每個需要照顧的寶寶。

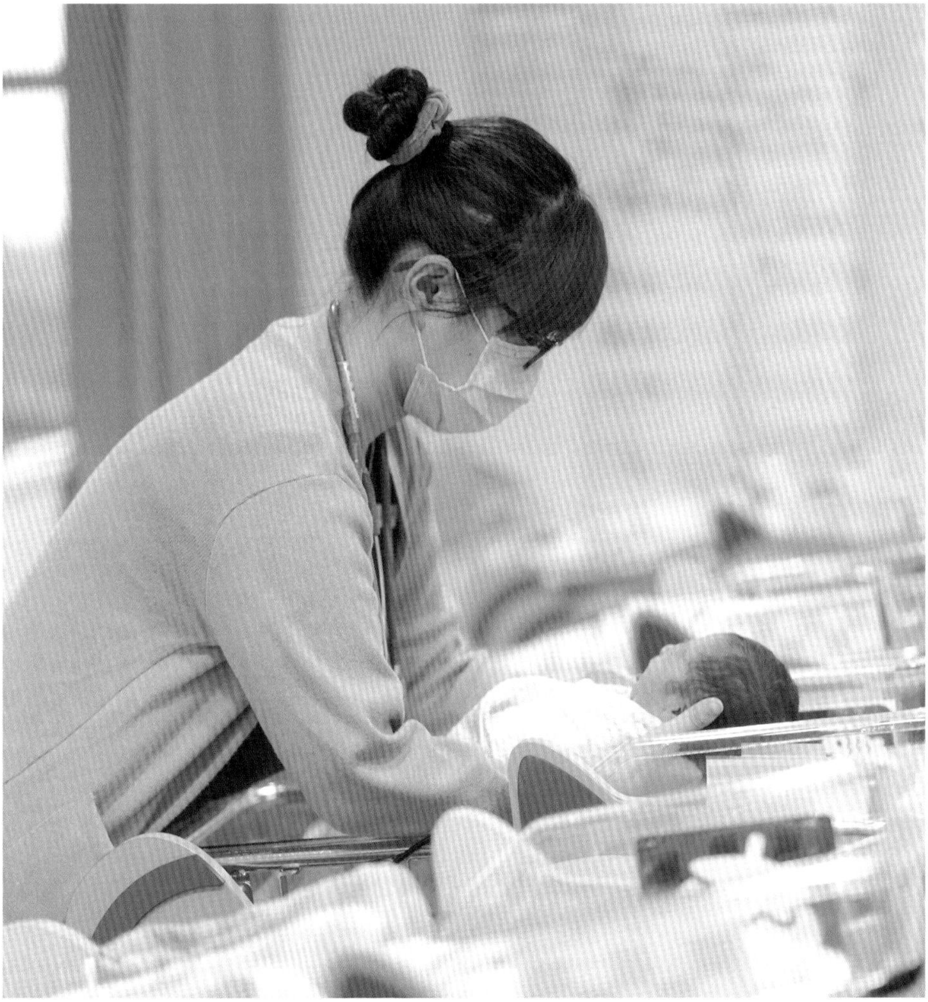

禾馨全體醫師及護理人員均具備高度醫療專業，讓媽咪和寶寶獲得更健全的照顧。

感官饗宴　在每個角落綻放上帝的禮物

禾馨標榜的美感和細節，從命名和 Logo 設計的故事開始說起。公司名稱「禾馨」在語音上雙關「核心」，反映醫療專業；用字上，「禾」取稻穀結實纍纍的豐收是餵養人民的糧食；而「馨」連結康乃馨，傳說聖母瑪利亞看到耶穌受苦難時，在眼淚滴落處長出粉紅色康乃馨，所以又稱「上帝之花」。我們想用「禾馨」二字表達寶寶是上天的禮物，還有母愛無限。

定位好品牌內涵後，我們不計成本地請專業設計師發想 Logo，顏色用粉嫩的櫻紅直白連結女性，再用幾何線條構成康乃馨意象，強調專業和邏輯，而一層層向外擴張的花瓣則是祝福禾馨欣欣向榮，細節有條不紊，格局開放大氣。

再就醫療環境而言，生產畢竟是喜事，醫院中唯獨產科是能常跟人家說恭喜的地方，所以我希望打破醫療院所較為冰冷的印象，讓禾馨各院區有各自的主題色彩，從櫻花粉、森林綠、薰衣草紫等，就像神話中分布不同領地的神祇，讓各院區了解自己的使命，同時在視覺氛圍上交織寧靜、優雅與和諧。

不只是色彩，小禾馨兒童專科有著充滿恐龍與跑道的童趣壁畫，而民權院所禮聘插畫家繪製巨幅動物天堂，之前還曾經辦過手搖管風琴小小音樂會、聖誕圖卡著色活動，沉浸式氛圍簡直媲美遊樂園。禾馨也不是只有童趣這個形象，我們更有精緻高雅的一面，在禾馨民權與禾馨桃園以及台中禾馨安和，可以看到愛馬仕絲巾成為牆面展示，禾馨安和更請到台灣新銳藝術家設計以婦幼為主題的裝置藝術，構築藝廊質感。而凸顯人的潛力也是我們想表達的，所以在慧智基因各樓層，定期輪展罕病基金會孩子們的畫作，用藝術表現生命的多元視角。

美有視覺上的美麗也有舌尖上的美味。禾馨的月子中心與眾不同，因為我認為坐月子不是住渡假村，而是待在一個最適合修復身心的機構，因為在銜接生產與回到常軌這段過渡期，需要很多醫療知識支持，我重視專業的力量，結合醫師、護理師、國際認證泌乳

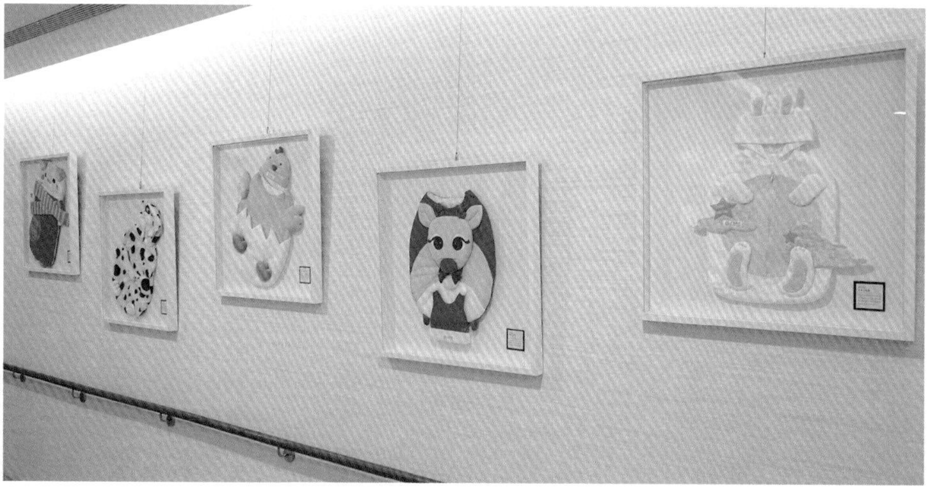

禾馨定期展出多樣的藝術作品，也展示為寶寶們設計的造型睡袋，讓空間呈現除了藝廊般的質感外，亦有溫馨的童趣。

顧問的團隊們共同支持媽咪度過產後二十八天。身為超級老饕的我嚴格要求月子餐要做到營養、美味與美感的三重滿足。

我對月子餐的認知是這樣的，最重要的是營養素的攝取均衡，只要不抽煙喝酒，什麼都可以吃，不用限制飲食過度遵守習俗。老一輩認為坐月子就一定要吃像麻油雞這種較油膩的酒煮食物，但酒精可能透過哺乳餵給新生兒，除此之外，比起內臟，也有其他更優質的蛋白質適合產婦，所以我們找來獲米其林肯定的天香樓廚師團隊，搭擋專業的營養

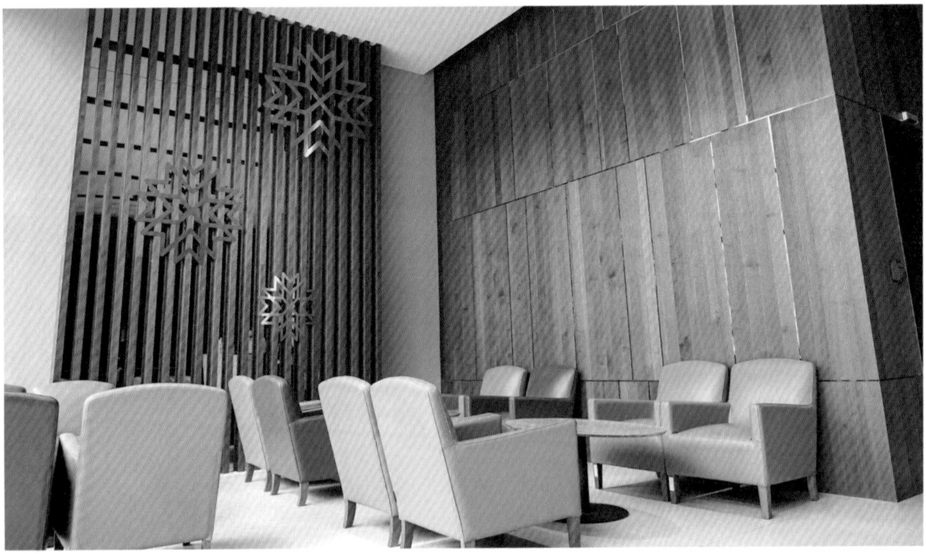

禾馨產後護理之家充滿蘇怡寧醫師對美的執著與對醫療的熱忱，在每個小細節都仔細斟酌。

師、中醫師團隊，一起為禾馨產後護理之家規劃更加健康、美味的月子餐。天香樓主打江浙菜，許多經典料理都要用酒，主廚一開始也很掙扎，跟我說「蘇醫師，我不會煮……」但之後慢慢地找到解方，開創月子餐新境界，所以任何事都是可以改變和突破的！

禾馨桃園產後護理之家最特別、最寶藏的角落還包括廚藝教室，我一直希望，媽咪可以在坐月子這段休養生息的時間學習料理藝術，就算學不會，至少也能在面對面觀看主廚做菜的過程享受色香味，滋養感官的接收力。

在禾馨的人、環境、食物，方方面面都挹注我對美的執著，以及對醫療的熱忱。如果你也感受到其中的魅力，祕密無他，就是小細節大不同罷了！

迷思攻防戰　科學禁得起挑戰

要說魔幻，最魔幻的可能是我每天在臉書接收到各種稀奇古怪的問題集。好比有媽咪來訊問我小朋友可不可以穿襪子，怕腳會長不大，也有人依照傳統月子餐規矩主張要加米酒，事實上要怎麼做大家都心知肚明。身為醫師，我只想透過提出科學數據佐證，讓大家了解很多迷思是因為陷入陳舊的框架，在科學進步與社會環境改變之後，我們應該有更理想的工具和方法可以運用，讓媽咪和寶寶能獲得更健全的照顧。

一般大眾多半從親朋好友的口碑和經驗決定事情的可信度，但口耳相傳往往禁不起時間的考驗，總不能把兩百年前駕馭馬車的守則拿來開飛機吧？科學是很嚴肅的議題，大家看我每天在臉書跟網友開心互動，可能都忘了我是得過獎、專精研究的學者。科學人講求實證，我一直強調，智慧是累積來的，要與時俱進，真正的科學是隨時能被挑戰的，當有更多證據加入時，過去以為的「事實」就會被顛覆，科學的存在就是要「tell the truth」，沒有什麼金科玉律不能被改變！面對各種民間迷思與親友不理性的建言，我主張「情勒三不」：不聽、不想、不在意，心安就平安。

臉書上的「蘇媽媽」是我內心很柔軟的一塊，其實我是很孤僻的人，不喜歡講話，喜歡看海、對海浪說話。我會變成網紅純粹是無心插柳，因為臉書好友數達上限，有人建議乾脆開粉絲專頁，二〇一七年六月我不小心把粉專打開，從此之後有責任為按「蘇怡寧醫師愛碎念」讚的人寫點什麼。一開始，我以為只要我採用科學的方式回答問題，就不會再有人有迷思，我發現我錯了，十個月後這批媽媽畢業了，又來新一批媽咪發出千奇百怪的提問。秉持百年樹人的精神，未來我會持續打擊迷思、教育大眾。即使看見的人不是孕婦，也希望等妳變成人家的婆婆後，不會再被不合時宜的舊觀念綁架。

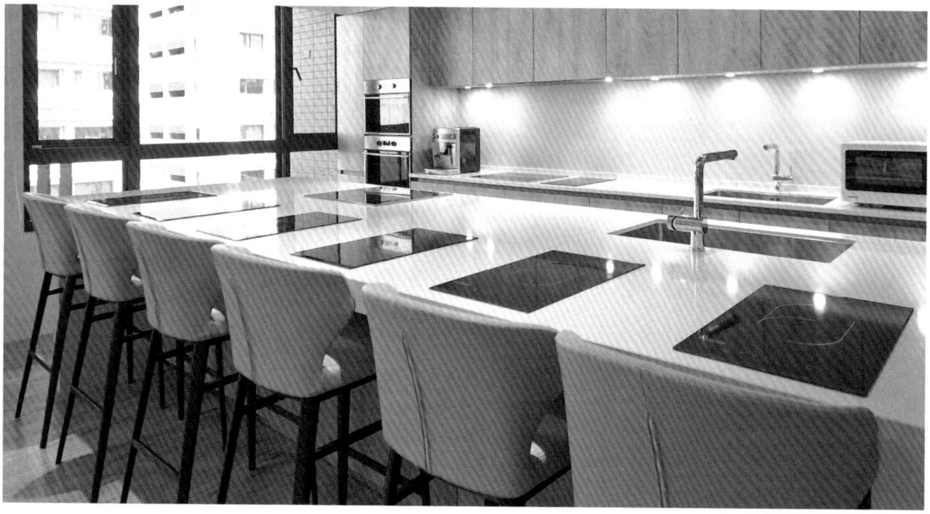

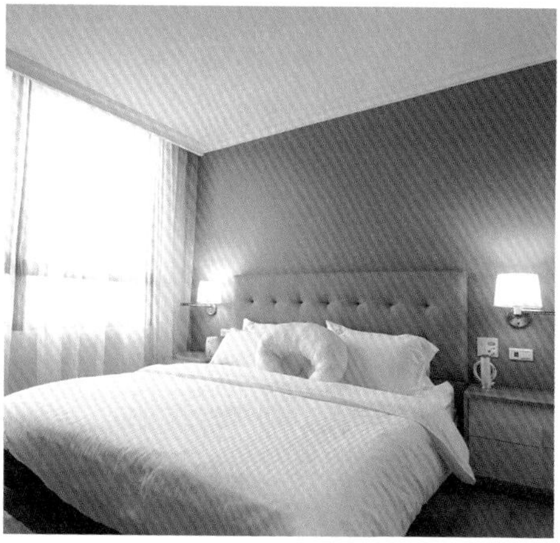

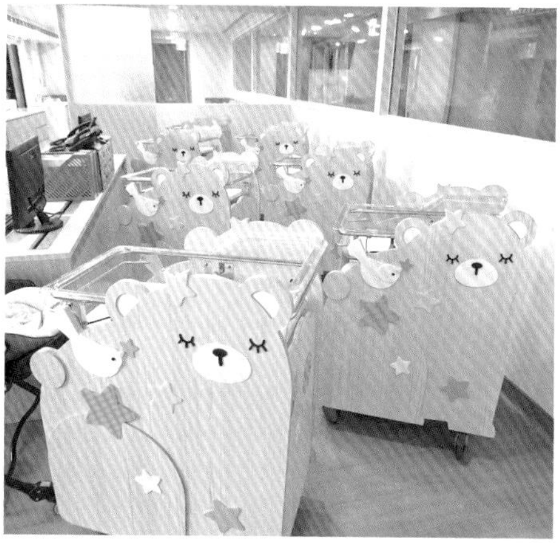

禾馨產後護理之家規劃出最適合修復身心的機構，支持媽咪度過產後這關鍵的二十八天，禾馨桃園產後護理之家甚至還設置廚藝教室，讓媽咪能夠學習料理的藝術。

知情同意 提供自主決定權

現代科學對古時候的人而言，可能跟魔法無異，但要讓「魔法」發生，中間的橋樑是否有架設穩固，是不是有人好好聆聽病患的訴求、給予充分的選擇空間，便成為保障幸福的關鍵。

之前有媽媽在網路上投訴，禾馨會推銷很多自費檢查，無需我出手，眾多個案媽咪就主動幫我們澄清：「才不會咧！是告知。」不管是健保或自費檢查項目，我們都有專業的護理師及諮詢師清楚講解衛教和收費細節，一個病人平均說明二十至三十分鐘，確保對方能完整了解晦澀的醫療術語與各種因果關係，我們花費的服務時間與心力，肯定高於一般醫療院所與健檢機構。另一方面，禾馨從來不會強迫推銷檢查，也絕對不會因為少做一個自費項目就皺眉頭，我們的態度是「非引導性諮詢」，我們的堅持是「知情同意，自主決定」，一定要讓病人知道自己到底有哪些選擇而做出決定。

醫生和病患的資訊關係是不對等的，也沒有萬無一失的做法，因此不能讓醫師替你做決定。想創造和諧的醫病關係，醫師首先要懂得坦承，誠實地告知病患可能性。面對問題，我喜歡直球對決，絕不虛偽。舉一個殘酷的例子，如果篩檢診斷出寶寶有唐氏症，多數的醫師會跟媽咪說：「很不幸地，這寶寶是唐氏症，不能留，請拿掉。」這種模式不是我的追求，我會詳細告訴媽咪接下來可能會遇到的各種狀況，如果不想生，依照台灣優生保健法可以終止妊娠；如果要生，就要定期追蹤，並告知寶寶長大後會有哪些挑戰。看似簡單，放到臨床就知道這件事有多困難，必須有足夠勇氣與同理心，設身處地體貼脆弱的人性。

另一方面，不同的文化背景也會影響價值取捨，例如唐氏症檢查在台灣很普遍，但是日本普遍沒有篩檢唐氏症，或因此引產的風氣，日本人認為即使是唐寶寶，也應該捍衛寶寶的人權，重視生命倫理。

凡是讀過演化史就知道，適者生存、不適者淘汰，但別忘了，很多事情是相對不是絕對，拉長時間軸再看，現在的不完美，也許在未來會變成一種優勢也說不定，所以我們都要懂得尊重生命。作為一個醫師，生老病死真的看太多了，再加上創立禾馨一路走來的考驗，更冶煉出我「積極主動、把握當下」之信念，有沒有選擇、能不能自主都是我最看重的，禾馨只想幫助大家掌握想要的明天，讓自己成為點亮魔法的人。

蒔繪——雕琢頂尖價值

我很推崇日本職人精神，在禾馨也是推行一生懸命的文化。為什麼職人魂特別令我動容？拿我對鋼筆的狂熱當例子，每年我都會跑去日本鳥取縣的「萬年筆博士」訂製手工鋼筆。身為鋼筆的重度愛好者，我千里迢迢去這一趟，除了拿前一年訂製的筆，還要跟鋼筆職人討論新一年的設計，行之有年後，某年又興起一個瘋狂的念頭，我請鋼筆職人將完成的筆再寄去輪島市請蒔繪師傅創作。僅僅是一支鋼筆，就花費超過兩年的時間精雕細琢，比生孩子還要久！你問我值得嗎？我必須老實說，每當我用手指轉動筆身，彷彿看見金魚悠哉擺尾、蝴蝶翩翩起舞，栩栩如生的工藝煞是動人，與此同時，我眼前也浮現曾幾何時，有一位蒔繪師傅一筆一劃、不疾不徐地勾勒心中的天堂。在倉促的時代，還有職人願意灌注熱情、心無旁鶩地手作逸品，我深感療癒，也深受激勵。

日文「Ikigai」有「喜悅」和「生之意義」的意涵，應用在醫療產業，反

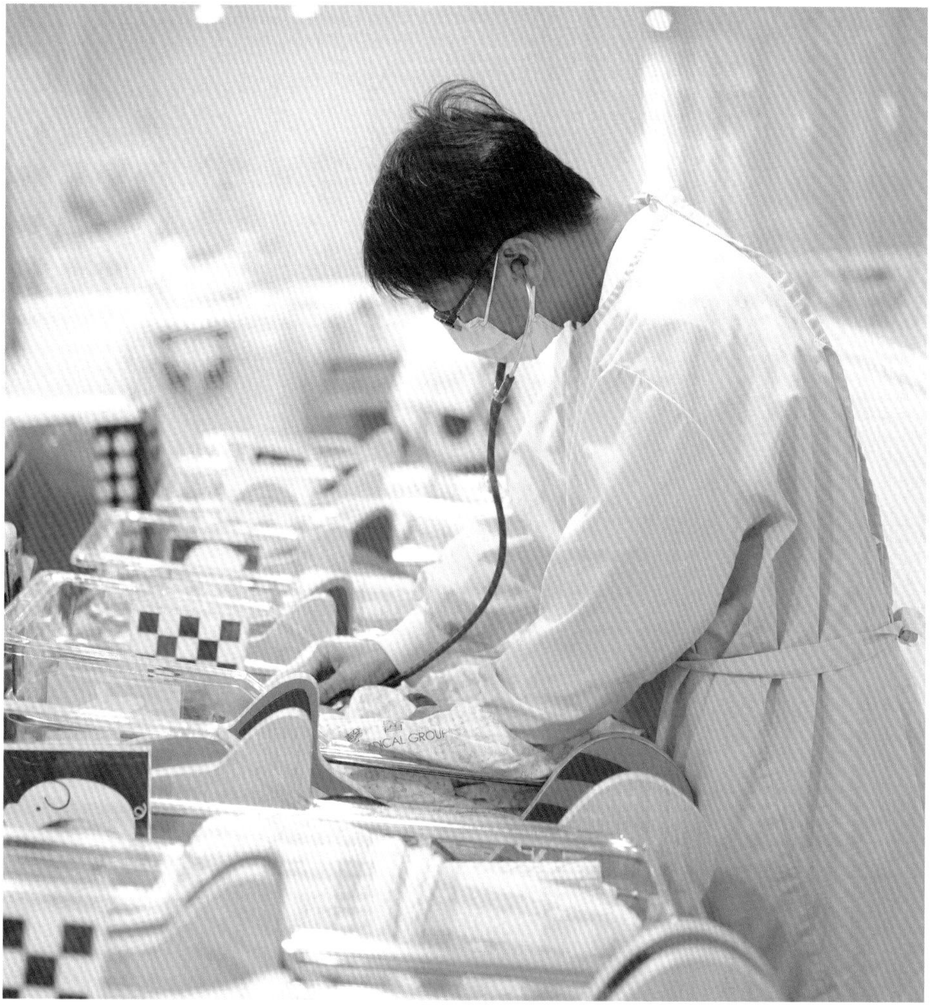

禾馨延攬不同次專科的專業醫師，組成堅實的兒科照護網絡。

映出禾馨不只做好醫療本業，我們還必須在乎生活中種種小細節，就是這種活在當下的熱誠造就禾馨的與眾不同。

醫療業標竿　台灣產科進化史每一頁都有禾馨

禾馨真的不一樣，所有優異亦無需自吹自擂，病患和媽咪都幫我們口耳相傳了。許多人以為禾馨斥資重金打廣告，這真是天大的誤會！我們主要仰賴口碑行銷，再搭配企劃部舉辦多元的衛教宣導活動，一步一腳印地記錄自己的成長。醫療就是這樣，只有不斷地聆聽與反省，才能把自己練得更強、更專業，做對事群眾自然會幫忙傳揚好事蹟。在十週年這個重要的里程碑，請容我再複習一下禾馨好夥伴們創造的突破。

禾馨創造的光榮不是一次性的震撼花火，我們是一列航向宇宙無垠的光輝列車。我最引以為傲的是，禾馨是全世界最了解脊髓性肌肉萎縮症和 X 染色體脆折症篩檢的團隊；而在台灣，我們率先推動聽損基因檢測，並且是台灣第一個上架醫療 App 的品牌，其他先行的實踐還包括：推廣子癇前症篩檢概念、基因晶片、非侵入性檢查、帶因篩檢等。我們的創舉不勝枚舉，台灣產科的進步，幾乎都可以看到禾馨的足跡。

當產科頹靡不振，我們用火車頭的熊熊動力發展研究、革新制度，讓大家看見成功的希望，驅策同業一起進化；當產科醫師累得不成人形，我們帶頭實踐團隊接生制，保障產婦安全，也保障醫師的專業與生活品質。這些具體的正面改變，一點一滴地降低產科醫師的離職率，甚至連醫界新血也被禾馨的好成績吸引，漸漸提升投入婦產科的意願，而不是像從前優先考量優渥報酬來選擇科別。連婦產科這樣一蹶不振的產業都可以開啟新契機了，「小細節大不同」怎麼會只是一句口號呢？更應該說是禾馨的終極戰略。

禾馨積極落實產科專業

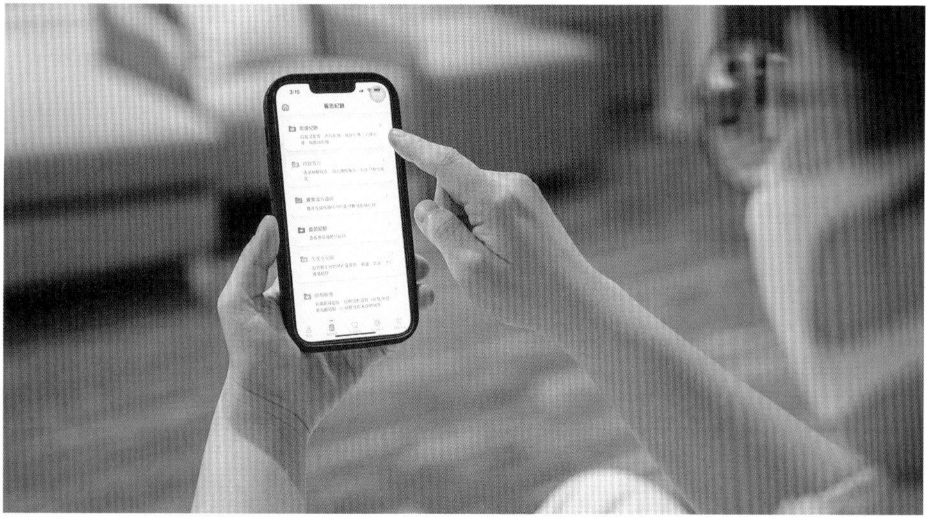

禾馨是台灣第一個上架醫療 App 的品牌，讓病患能夠透過手機清楚知道自己及寶寶的檢查報告、寶寶的超音波報告等。

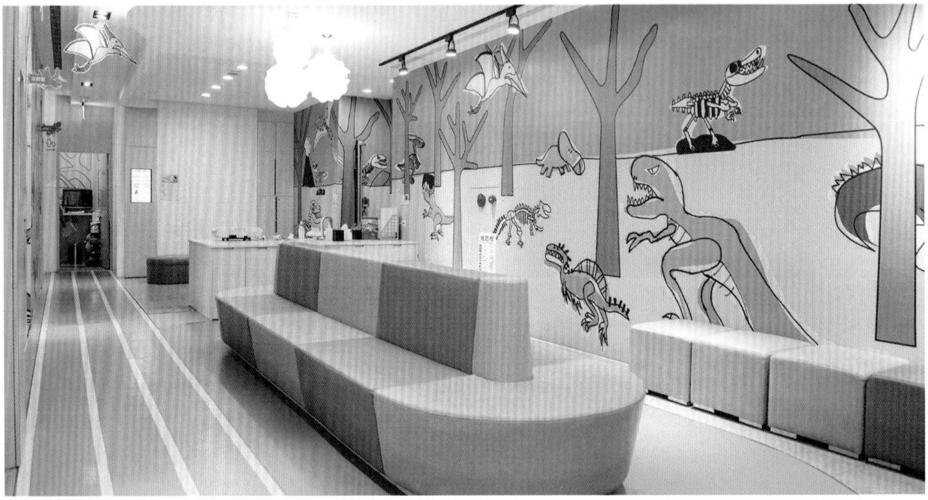

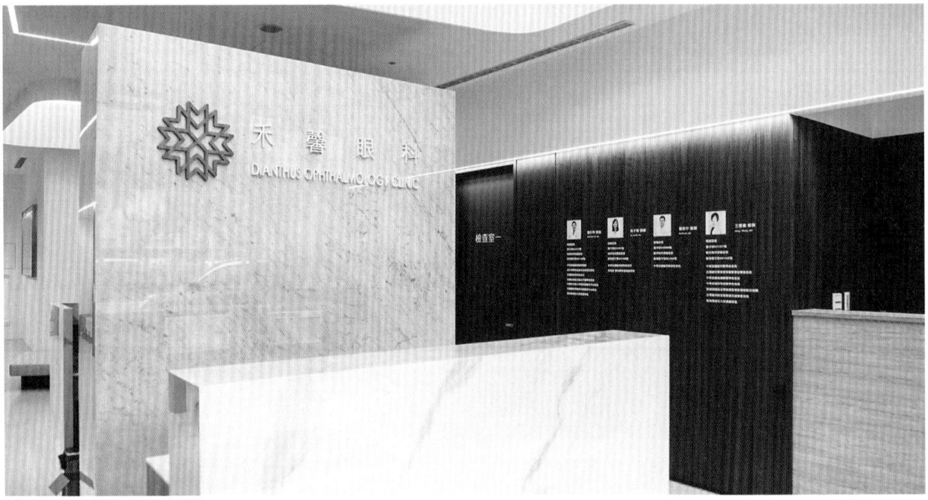

禾馨的許多科別都是媽咪們提出的心願，例如眼科、兒科等。

化，但我們絕不自限於婦幼領域，這些日子以來，禾馨逐漸拓展醫療服務架構，組織圍繞「孕產婦需求」為軸心前後衍生，例如在孕前，患者可能遇到難孕、不孕的問題，因而有了禾馨宜蘊生殖醫學誕生，並建立專業胚胎實驗室；在生產過後，我們提供產後護理之家滿足坐月子休養所需，以及形體美學的妊娠紋、腹直肌分離改善，還有產後女性常見的靜脈曲張、痔瘡等全方位照護。有趣的是，媽咪們也會到我的粉絲專頁「敲碗」，禾馨的兒科、眼科、牙科、乳房外科等科別，都是從「許願池」裡撈出來實現的心願。換句話說，禾馨是和媽咪們的需求一起日益壯大的，謝謝眾多熱心又可愛的粉絲，幫助禾馨建造更大的舞台。

趨勢破浪者　四大核心價值穩固大環境衝擊

禾馨居於婦產科界領頭羊的地位，結合慧智基因的強大力量，讓臨床診斷與基因研究得以更密切相互支援，也縮短檢測時間，且檢測在地化資料保存更安全。我提出「先進照護、專業至上、莫忘初衷、不斷創新」四大核心價值，即使遭遇少子化、高齡化、傳染病、物價上漲等時代大浪無情襲擊，我們依舊能把持住信念，像變形金剛般不斷地因應調整，經歷每一次考驗後都將變得更強壯。

趨勢考驗1：少子化

台灣正式踏入超高齡社會，在各行各業形成不同的挑戰。對醫療業而言，以往五〇、六〇年代能達到每年四十萬出生數的盛況，當時婦產科醫師沒有生存壓力，然而當生育率下降的問題日益嚴重後，首先衝擊到婦產科和小兒科的生存。不過禾馨並不害怕，雖然少子化造成生產需求降低，資源被迫重新分配，與其擔心被淘汰，不如專注把自己練得更強大。還是那句老話，不用在乎別人做了什麼，而是想想自己可以改變什麼。如果能做得更好，你就是生存者！

趨勢考驗2：高齡化

隨著醫療科技演進，不只國人的平均壽命增加，同時也造成生產年齡延後，間接影響胎兒的異常率上升，這些都是必然的趨勢，也不適合用好壞做片面定義。有很多媽媽問我她算不算「高齡產婦」？我認為女性同胞把這件事想得太嚴重了，年齡事實上是相對而不是絕對的問題。從前會定義「高齡產婦」，是為了界定羊膜穿刺補助申請資格，所以劃下「三十四歲以上」為分水嶺，事實上「高齡」是刻板印象，在醫療高度發展的未來，只管兵來將擋、水來土掩！

趨勢考驗3：傳染病

上呼吸道疾病是本世紀的全球性災難，歷經COVID-19疫情後，大家對傳染病有了全新的認知，也讓許多家庭蒙上一層揮之不去的陰影。抗疫三年以來，我們密集接觸病毒相關的訊息，全球人們皆為此付出極大代價，但是對醫療界而言，不可諱言這也是反省和練兵的寶貴機會。為了因應變化莫測的疫情，禾馨迅速重新建構組織，在前線建立緊急應變與防護機制，我們要大聲地說，禾馨確實在這一戰保衛住所有的媽咪和寶寶，也有妥善保護偉大的醫療團隊，矢志不忘，守護生命就是我們的本分。

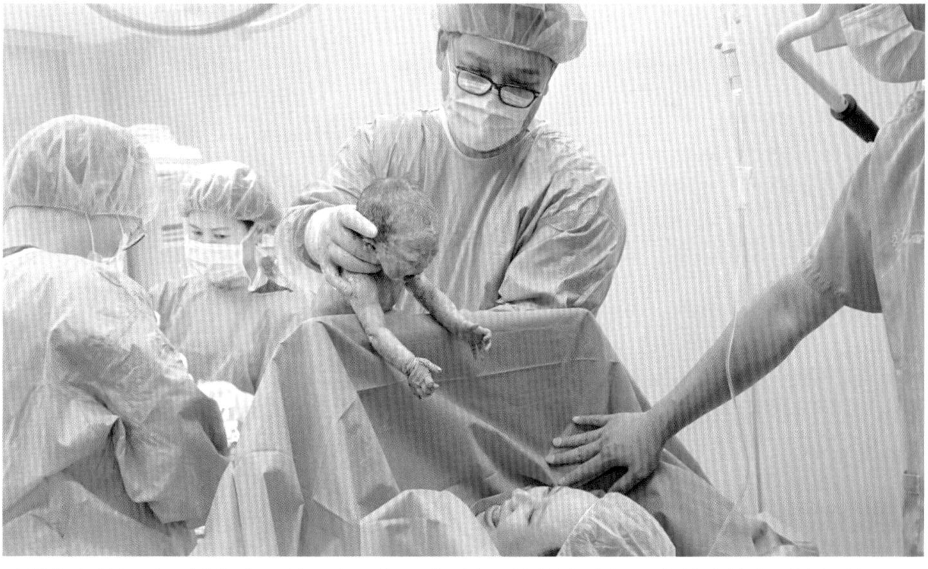

禾馨與每位媽咪一樣期待，並且盡所有團隊所能，迎接寶寶們平安健康的來到這個世界。

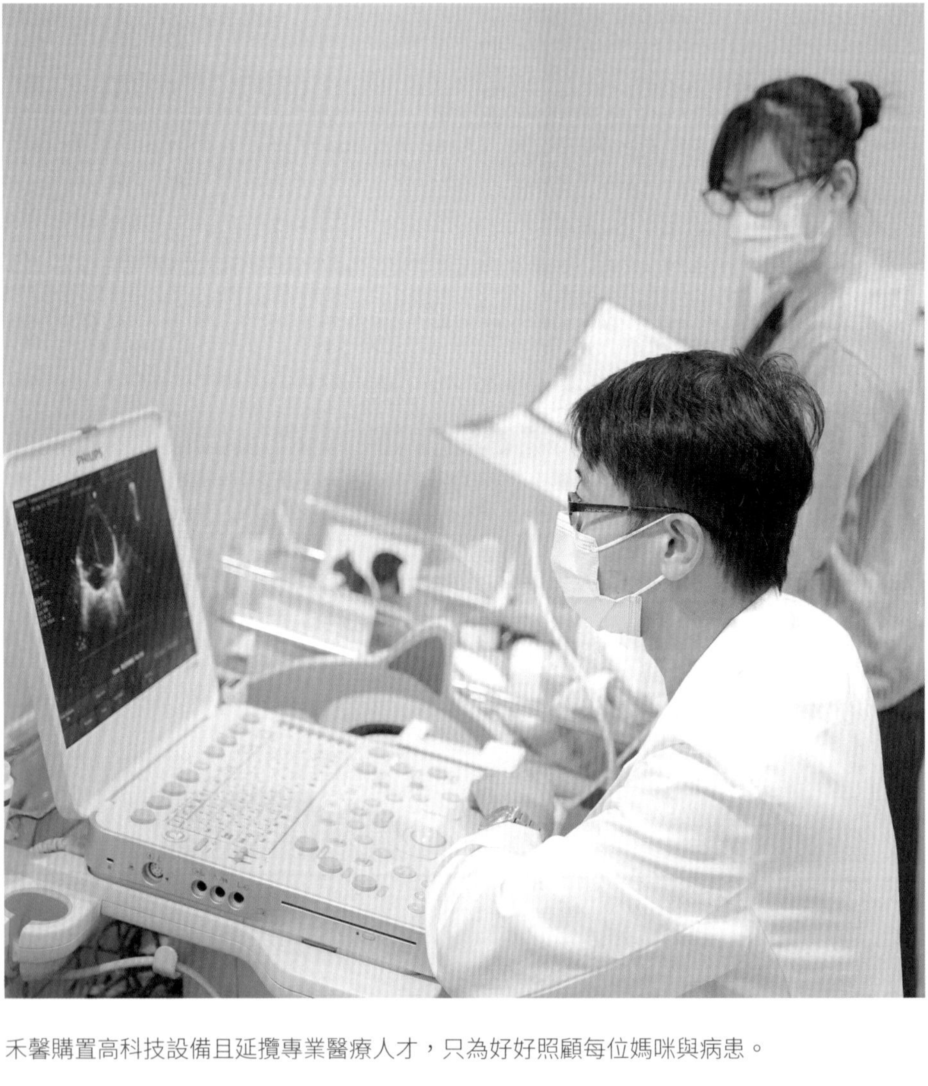

禾馨購置高科技設備且延攬專業醫療人才，只為好好照顧每位媽咪與病患。

趨勢考驗 4：物價上漲

傳聞禾馨的收費昂貴，其實為了提供更優質的醫療環境、打造更有尊嚴的醫療職場，我們付出了相當可觀的成本，購置高科技設備，大手筆延攬人才，讓專業團隊編制完整。當國際環境普遍因為通貨膨脹、物價上漲叫苦連天，在台灣還有對小兒科不友善的健保機制，禾馨還是毅然投入小兒科建置，懷寧小兒科從前每個月有將近兩百萬赤字，後來不堪長期虧損，不得已在二〇二三年轉型為特約門診。因為好好照顧病患是我們的使命，所以在可承受的盈虧範圍內，禾馨勢必全力以赴滿足病患的醫療需求，將服務做到最極致。

不辭辛勞、熱情不歇的騎士精神

我討厭一成不變的事物，除了醫療專業，我也對工藝、音樂、時尚、美食與旅行充滿熱情。很多人不知道我會拉小提琴吧？是的，我拉了快二十年，只是進入住院醫師階段後，我就把小提琴塵封起來了，幾十年來埋首於臨床工作，即使醫療生涯忙碌、高壓，我對古典樂的熱誠從來沒有消失。

還記得有一次去奧地利開會，我把握千載難逢的閒暇時光，跑去聽維也納愛樂。當金碧輝煌、歷史悠久的音樂廳熄滅燈光，悠揚的管弦樂在耳畔響起，我彷彿穿越進入平行時空，與自己的另一個靈魂對話，也赫然意識到，如果一項技藝可以到達藝術等級，絕對可以穿越語言與時空的障礙，讓一個人憶起生命中的似水年華，並持續快樂好久、好久。

藝術的美不在夢幻，而是貼近大自然的平等、多元與無限生機。放諸醫療界也是一樣的道理，如果體制的天花板可以被打開，並容許差異化，那些被漠視的需求才能被看見、被重視，進而被滿足。我相信永遠都有更進步的空間，禾馨會拿出被討厭的勇氣，持續顛覆陳腐框架、擊破迷思，效法唐吉軻德精神，以遊俠騎士之姿愈挫愈勇。

成為企業家後，我可以退居幕後單純做行政管理，但說句實話，學術研究是引我走進這條路的明燈，而我心底最深層的熱情仍是在第一線衝鋒陷陣的醫師。臨床醫療確實最讓人著迷，不是嗎？雖然行走江湖，難免因泥淖與荊棘而腳步踉蹌，但是我在臨床看診與開刀的過程時常找回行醫的初心，我真的非常享受跟病人互動的感覺。

「堅定向前，別人追趕的只是我的昨天。」這是我一貫的座右銘，而必勝理念只為能照顧更多人。

我想效法日本的櫻花精神，轟轟烈烈地盛開，再燦爛、果斷地凋謝。我希望自己能留下印記，在百年之後，世人仍能記得我這輩子努力改變的世界。

—— **蘇怡寧 醫師**

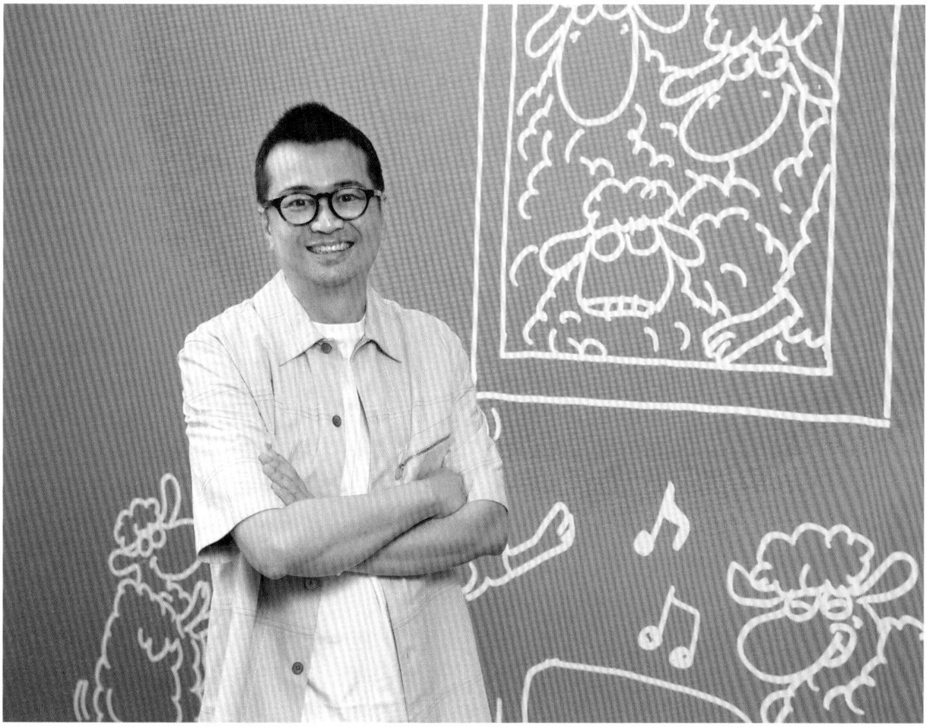

Chapter 2

茁壯

提煉精品級醫療品質

真正的前瞻性是將本該做的事做好

隨時都是準備好的狀態

給所有真摯熱情一片掌聲，給所有溫暖心思一個擁抱。本章節專訪禾馨醫療相關體系內林佳慧、吳孟宗、吳俊厚、林相宏、林賀典、鄭惠予、陳瑋憶、洪加政等八位掌門人，分別從個人成長經歷與專業技能切入，分享婦產科、產後照護、兒科、內科健檢、麻醉、遺傳諮詢、護理、基因檢測等面向的茁壯，重塑團隊共同創建星級品質的醫療時代。

終極成長　這一局我們要梭哈了

檢視一家企業有沒有前瞻性，各路門派提出各種方法，有些要求科學數據和國際認證，有些要求烏托邦般的普世價值，而我梳理的方法很簡單，就是實事求是，好好尊重自己的專業。要知道醫療業不屬於一般商戰，也不是一場論輸贏的遊戲，禾馨要做的，始終是不斷地自我挑戰和升級，我們腰桿子打直，所有的創造與破壞力都要從自己出發，都要回歸底層服務邏輯，挑剔究極完美的醫療服務。

十餘年前從臺大出走的第一天，我就告訴夥伴，這一局我們要梭哈了！從前經歷過的每個人、每件事都很重要，但舊有的不見得全都要帶走，像是遺傳諮詢我認為當時資源不夠充足、做得不夠好，所以打掉專業重練；以前在臺大高層次超音波機器老舊不堪用，申請採購也遙遙無期，所以開業時我們一口氣添購四台最高階的機器。

重要的事就不該等待，也絕不妥協，這是禾馨人獨一無二的特質，我們從一開始就把該做的事情做好，將自己調適成最佳狀態，不然我會覺得好像沒穿衣服，會覺得對不起大家。至於要不要跟禾馨醫療和慧智基因長長久久地打拚下去，就跟做醫療決策的原理相同，我喜歡提供選擇，每一種選擇都各有利弊，請夥伴自行決定未來。

再次強調，禾馨是一個有機體。本章節介紹的人才與單位，都是根據產婦需求，自然而然地凝聚與生成。在醫療界不乏很會考試的學霸，但一流人才絕對不是為考試而生，獨自一人的力量也真的有限，所以禾馨不講單打獨鬥，而是不遺餘力地架設舞台，打造出歡迎所有青年才秀盡情展現專業的時代。

婦產科

林佳慧——
優化產前檢查 高層次超音波第一把交椅

林佳慧是禾馨三大元老中，唯一的女性產科主治醫師，也是禾馨操作高層次超音波的第一把交椅，在資深護理師眼中，她照超音波的身影總是匯聚認真、專注與執著的光芒。作為這世上第一個「看見」與「接住」新生兒的人，林佳慧特別熱愛臨床工作，對人的情感也內斂與真摯。她笑稱自己小時候其實是個非常害羞的孩子，小學時曾經坐公車坐過站，也不敢請陌生人幫忙，最後從很遠的地方自己走路回家。這股從小建立的自立自強與自信，在開始接觸醫科之後，提煉為無比堅韌的專業力量，就如同她熱愛的馬拉松運動，從醫十餘年來，她始終發揮超級跑者之精神，手法俐落如疾風，底氣穩固似山海，但「禾馨最速女」絕不馬虎，總是默默地陪伴大家腳踏實地，帶領團隊把路走得更穩固、更長久。

反轉內向　當年臺大最年輕的主治醫師

任職臺大醫院期間，林佳慧是最年輕的主治醫師。彼時臺大正籌備申請JCI評鑑（世界衛生組織認可的權威性醫院品質認證機構），她必須身兼多職，在門診、生產及開刀之外，也要參與會議、負責大量文書工作，生活步調雖然忙碌，內心踏實而開心。會走上醫科以及婦產科道路，與她的自我挑戰精神和樂觀正向性格有關。

「我沒有很認真念書，也沒有非要當第一名。學生時代在學校就會寫好作業，回家就是開心的休閒時光了。」就讀台中女中資優班期間，她對生物最感

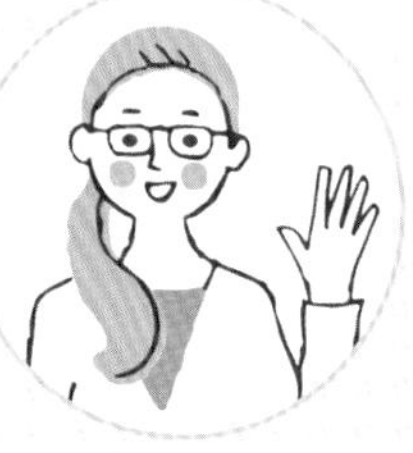

林佳慧 醫師

現任・禾馨婦產科診所院長／慧智基因股份有限公司醫療顧問／臺灣周產期醫學會唐氏症篩檢品質監督委員會幹事

經歷・臺灣大學醫學院附設醫院婦產部主治醫師

專長・周產期醫學、高危險妊娠、早產預防與治療、高層次超音波、3D／4D胎兒動態超音波、3D／4D子宮及卵巢重組掃描、各式產科手術

興趣，但填志願時上了二類組的臺灣大學工商管理學系。某天家裡接到補習班的電話，學長說服她重考，她考量畢業後若從事保險、業務類工作，勢必要大量接觸人群，不適合個性內向的自己，於是心一橫，決定再給自己一次選擇的機會，並在隔年順利考上臺大醫科。與此同時，她也在補習班打工，意外開啟社交能力，提升人際溝通技巧，而且一上大學就可以自給自足，甚至貼補家用。

受醫療影集影響，林佳慧最初想走急診科，直到大六去實習，才發現急診科氣氛緊繃且高壓，醫師必須馬不停蹄地處理各種緊急狀況，無法像影集般處理繁瑣的細節，而且交班之後，也無法完整追蹤後續的處理。相較於急診，婦產科時常迎接新生命，比起各科別常經歷疾病或生命正在流逝，婦產科的整體氛圍大多喜悅；在工作型態上，進可攻、退可守，有開刀、看門診等兼具內外科性質的業務項目，而且個案身體狀況相對健康、環境相對潔淨優雅，加上母胎兒醫學的基因研究也很有前瞻性，於是選擇婦產科。

約莫十年前，當時婦產科仍以男性醫師為多數，林佳慧有感同儕女醫師常被誤認是護理師，但比較大的問題仍是人力斷層。她加入臺大醫院時，從二十幾個人中滿招六個名額，此後婦產科招生每況愈下，有一年甚至只招收到一名醫師。

為什麼大家不想選婦產科？林佳慧推估可能產科環境真的壓力太大、太累了，她觀察老前輩必須擁有分散式補眠的能力，要每天二十四小時待命，要隨

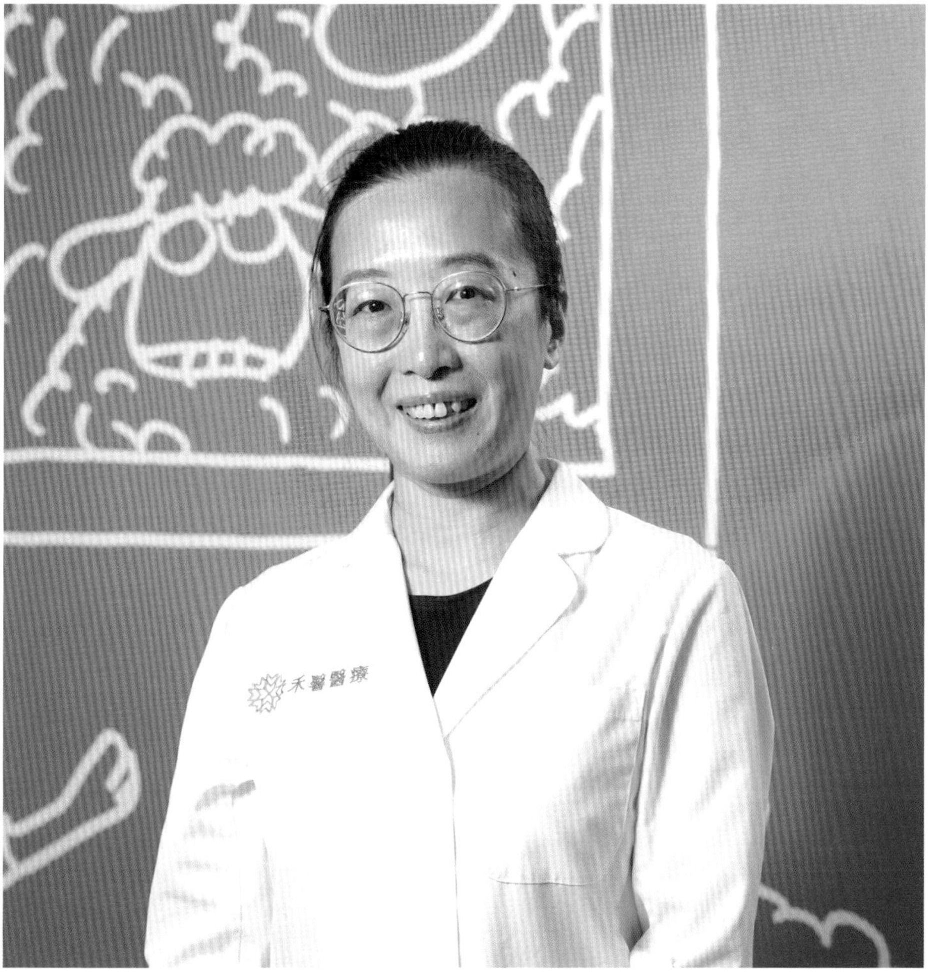

林佳慧醫師期盼禾馨能夠帶動台灣醫療界更多創新，創造母嬰均安、病人健康、醫師安心的醫療空間。

時放下手邊的工作直奔產房接生，如果出現緊急狀況，例如產後大出血，有時候整晚都要隨時待命處理。在她學生時代還有生產必須等主治醫師到場親自接生的潛規則，「有時候為了等老師，我們還要幫忙擋住小孩子的頭，不能讓寶寶跑出來，其實這反而是風險。」

再者，醫院有教學傳承的責任，必須一邊看診一邊指導住院醫師，新人輪換不斷，如果遇到緊急狀況時，自己的壓力又會更大。所以禾馨在日後發展出「團隊接生制」，每天不是專心看診，就是專心值班接生，徹

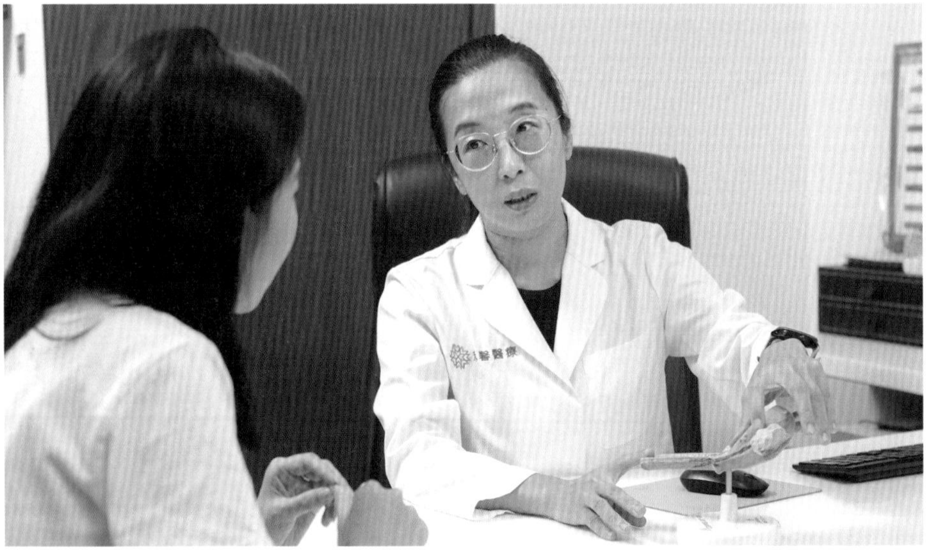

林佳慧醫師負責把關醫療端與訓練技術，矢志給予媽咪與寶寶安穩的孕期。

底改善產科長期以來面臨的困境，能充分照顧產婦安全，大大紓解醫師肩頭的重擔，同時提升莘莘學子對產科的憧憬，從臨床端解決產科環境壓力。

創業元老　專注在醫療檢測端打基礎

在臺大擔任三年多的主治醫師後，某天林佳慧欣然接受學長蘇怡寧的邀請，一起出走創業。她印象中的蘇怡寧醫師對病人很友善，手上有很多高危險妊娠案例，也是基因學專家。蘇怡寧醫師對細節的要求更令她難忘，例如會嚴謹要求護理師為個案蓋被子要蓋直、蓋正、蓋完整，Logo 在上方而且不能露出腳。她笑著說，自己也沒有料到禾馨會開闢出今日如此龐大的體系，其實最初他們是以仿效歐美的母胎兒醫學中心為目標。

赴英國研修三個月期間，林佳慧發現母胎兒醫學中心將門診跟生產分離，讓醫生專注在胎兒跟產檢上，不用門診看到一半突然手忙腳亂地飛奔去接生。可是禾馨剛提出概念想落實時，台灣產界給予很大的質疑，即使產檢沒有問題，也有轉出的難度，其他醫院診所不願意接手，也因此，禾馨一年多後又開闢了新生院區，支援接生業務。

林佳慧在禾馨創業初期，負責把關好醫療端與訓練技術員，她的拿手絕活是做高層次超音波等特殊檢查，能練得這身技術，首先是禾馨大手筆引進等級最高的精良檢查設備，定期汰舊更新，維持高解析度的儀器規格，減少分析數據的時間，提升產前檢查的準確度。過去她在臨床發現很多子宮頸變短的產婦，即使媽媽和寶寶都沒有任何異狀，但如果沒有在產前檢查時透過超音波察覺子宮頸已經變短、擴張，並且及時進行安胎，很有可能突然流產或早產。

員工內部升遷制度也是一開始就奠定的基礎，林佳慧鼓勵禾馨優秀的護理師考取泌乳顧問，或是接受訓練成為超音波技術員，讓員工有轉職或升遷的多元進步空間。「禾馨為台灣醫療界建立新觀念，例如獨立出產前檢查，並且花費大量成本訓練專業人力，護理人員能清楚為個案講述衛教，提供病人最完善的選擇項目。我們的診間都配置有超音波，醫師當下就可以立即進行檢查並解釋檢查結果。另外，禾馨重視個案隱私，診間、超音波室、內診區各自獨立，空間寬闊，且看診絕對是一進一出，流程方便、清楚又人性化。」更帶來革命性的創新，打造專屬醫療App，完整地即時更新個人檢查報告，讓病人轉診或想查看病歷或影像時，都能輕鬆點開手機，在雲端獲得最詳細的資訊。

禾馨許多亮眼的改革與創新，過往在一般大型醫院都難以實踐，病患總是擠滿診間，還要排隊到不同樓層跨診間做檢查，每次看診、候診都是一大煎熬。但禾馨選擇直球對決，總是回歸基層邏輯從專業出發，各個工作崗位都有專業人力各司其職，將待產的焦慮一掃而空，有效率的守護產婦的安全與保持優雅。

高貴不貴　鴨子划水的努力不可小覷

林佳慧對懷寧院區這棟起家厝的情感連結很深，她回憶最早成立時只有一樓，二樓以前專門做高層次超音波。二〇二三年兒科遷回懷寧院區後，二樓仍保留特約兒科門診和超音波，又回到創業初期的模式，賦予這個新起點不忘初衷的提醒。

那些流傳禾馨收費昂貴、愛賺錢的耳語，在她聽來並不公允，因為禾馨都是由經過訓練的專業人員執行各項業務，還有自家實驗團隊「慧智基因」在研究端強力支援。以子癲前症篩檢為例，完整檢查要有子宮動脈血流檢查加抽血，但若干診所沒有做子宮動脈血流量測，只單純抽血就發報告，準確度其實只有七成，但禾馨遵照國際標準完整檢測，準確率自然大幅提升。以禾馨面面俱到的專業服務相較，事實上禾馨的收費反而是合理，甚至便宜的。「我們提供醫療可以檢測的項目並告知檢測目的，但不會強迫一定要檢查，最終的選擇權絕對掌握在個案手上。」

當少子化造成生產數急速下降，以及健保經費編列分配總是拮据，禾馨體諒大趨勢艱困，盡力做各項配合，例如遇到胎位不正時，即時照相上傳影像系統、拍超音波與住院照片，給予充分的佐證資料，保障國家珍貴的醫療資源。但當疾病醫學發展愈來愈快，林佳慧期盼健保給付也能與時俱進，降低病患自費醫療的壓力。

本來她打著做十年就退休的生涯規劃，沒想到一晃眼就過十年了。身為醫療界的中生代份子，如果蘇怡寧的神通開創與光芒四射，像在天空駕駛太陽馬車的阿波羅，那麼林佳慧就是月神與助產之神阿提米斯，內斂的她總是默默地卯足全勁，為守護弱小而灑滿銀輝。她為禾馨帶動台灣醫療界的創新感到引以為傲，母嬰均安、病人健康、醫師安心，就是她最大的期盼。

我們有龐大的專業團隊，每項檢查也確實到位，從極佳準確度和服務品質看來，禾馨其實收費並不昂貴。

—— **林佳慧 醫師**

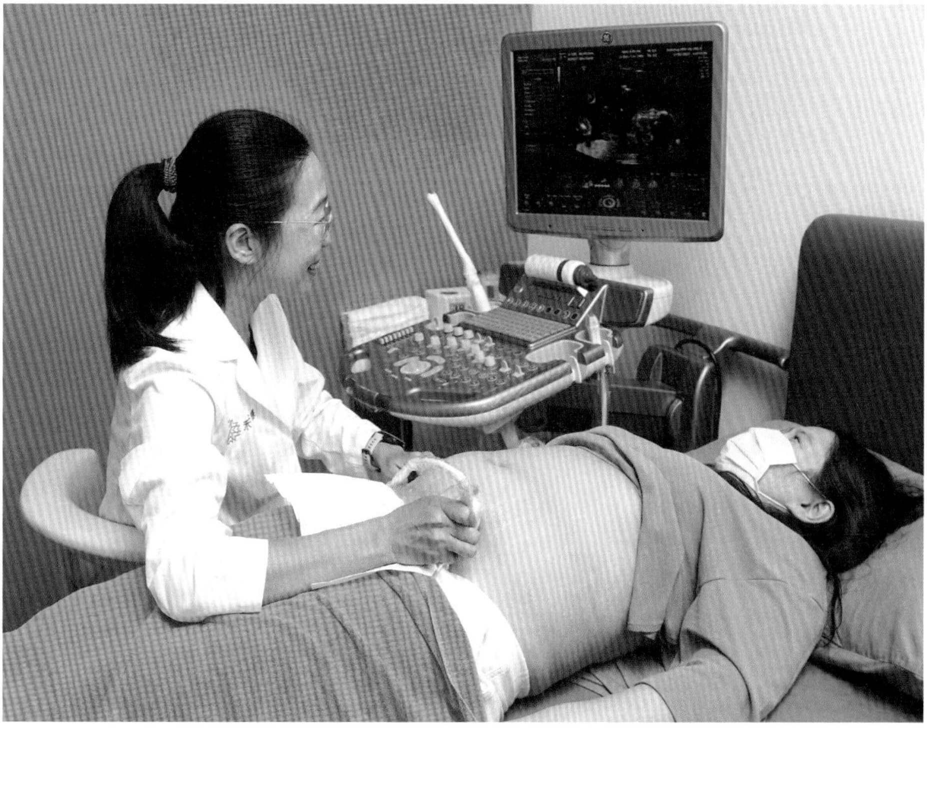

婦產科及產後照護

吳孟宗——江湖任我行　路遙知馬力

禾馨新生婦幼診所院長吳孟宗從長廊踏著手術鞋走來，頭巾底下的雙眼笑瞇瞇地說，早上已經接生四個寶寶了，一派喜氣洋洋。這天輪到他值班，儘管二十四小時都要在診所裡待命，但全不露厭倦疲態，反而一副準備大顯身手的興奮模樣。他熱愛騎單車，從醫理念彷彿單車訓練，兩者都講求循序漸進地練習，而騎平地和山坡路各異其趣，如在醫院與診所各有不同節奏；騎士也要適時操控變速、拉長里程，如醫生得機敏應變各種突發狀況，並且擁有平衡的身心，如此才能走上更長遠的道路。

「在禾馨，醫生可以專職，且能專心做事。生活品質提升了，病患可以獲得更安心的醫療，產科醫師的生涯也會更長一點。」

醫療要安心　先鞏固生活品質

「外科都是bloody business，婦產科更是與血為伍的行業，這教科書寫的啊！」吳孟宗出身臺北醫學大學醫學系，他評估自己個性外向，喜歡跟人群相處；即使訊息繁瑣，也能迅速掌握要點；小時候還得過書法獎項，手指靈敏，因此走入外科體系。然而婦產科其實是一門兼顧內外科性質的專業，產檢時要細心與病人互動，了解疾病史或其他問題，到生產時又要動刀，因此肯定要具備膽大心細的態度，才能從容應對各種狀況。他笑著說，手法粗糙的外科醫師被虧是「兩把菜刀」，當婦產科醫師手一定要夠穩，才能掌握各種角度的小細節；而心態也要夠積極，才能參透各路門派，練就十八般武藝。

禾馨領導團隊以臺大幫為首，同樣是醫學系，他認為北醫校風活潑自由、社團活動盛行，擅長培養人際關係，也具備競爭意識，因此進入臺大體系磨練

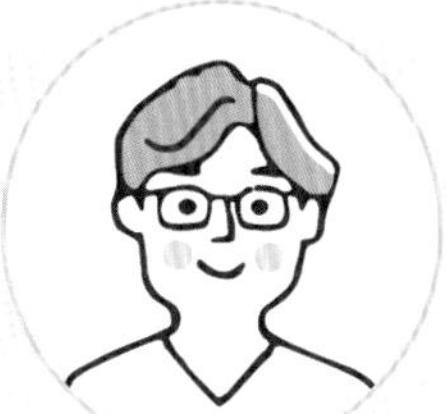

吳孟宗 醫師

現任 ● 禾馨新生婦幼診所院長／禾馨士林產後護理之家院長

經歷 ● 臺大醫院婦產部總醫師／臺大醫院婦產部研修醫師

專長 ● 周產期醫學、高危險妊娠、胎兒高層次超音波、常規產檢及衛教諮詢、一般婦科疾病診治、腹腔鏡及子宮鏡手術、更年期保健醫學

時（當時為婦產部婦癌與腹腔鏡研修醫師、婦產部總醫師），能與各路醫療頂尖人才並駕齊驅。「臺大是個大廟，就像去到少林寺希望習得各家的武功。大廟裡面的老前輩個個深藏不露，都在學術上學有專精，甚至擁有國際上的地位。有教授跟學徒之間的傳承訓練，我們行走江湖跟人家比拚的時候就有所本，底氣不會比人家弱。」

考量喜歡在前線服務人群，學術研究非自己的追求，吳孟宗轉往基層醫療院所，曾在李木生婦產科擔任為期十年的資深主治醫師。他推崇李醫生凡事親力親為，其一對一服務、傾聽病患的模式深受民眾的信賴。但傳統婦產科醫師白天要看診，半夜可能還要趕來接生，長期疲勞轟炸難免折損醫療品質與個人生活。他回憶，有次下班跟家人打羽毛球，一接到接生通知就立刻衝到診所，沒想到孩子已經被護理師接生出來了。對此產婦不能諒解，他自己也很無奈。「我全心全意投入工作，但不想讓工作成為唯一，希望分配時間給家庭生活和休閒活動。醫生也需要適時好好休息，不然就像疲勞駕駛，容易出現瑕疵或失誤；長期下來疲勞累積造成體力不繼，即使年輕時熱血沸騰，對產科的熱忱也會隨著年紀增長而心有餘力不足。」

平衡的生活是吳孟宗加入禾馨的主因。回想二〇一四年創辦人蘇怡寧醫師跟他洽談出走闖蕩的情景，他坦言自己當時既感到溫暖，又覺得膽戰心驚。「蘇醫師是我的大學長（差六屆），他專精基因學，產科的功力也都很強。碰到他

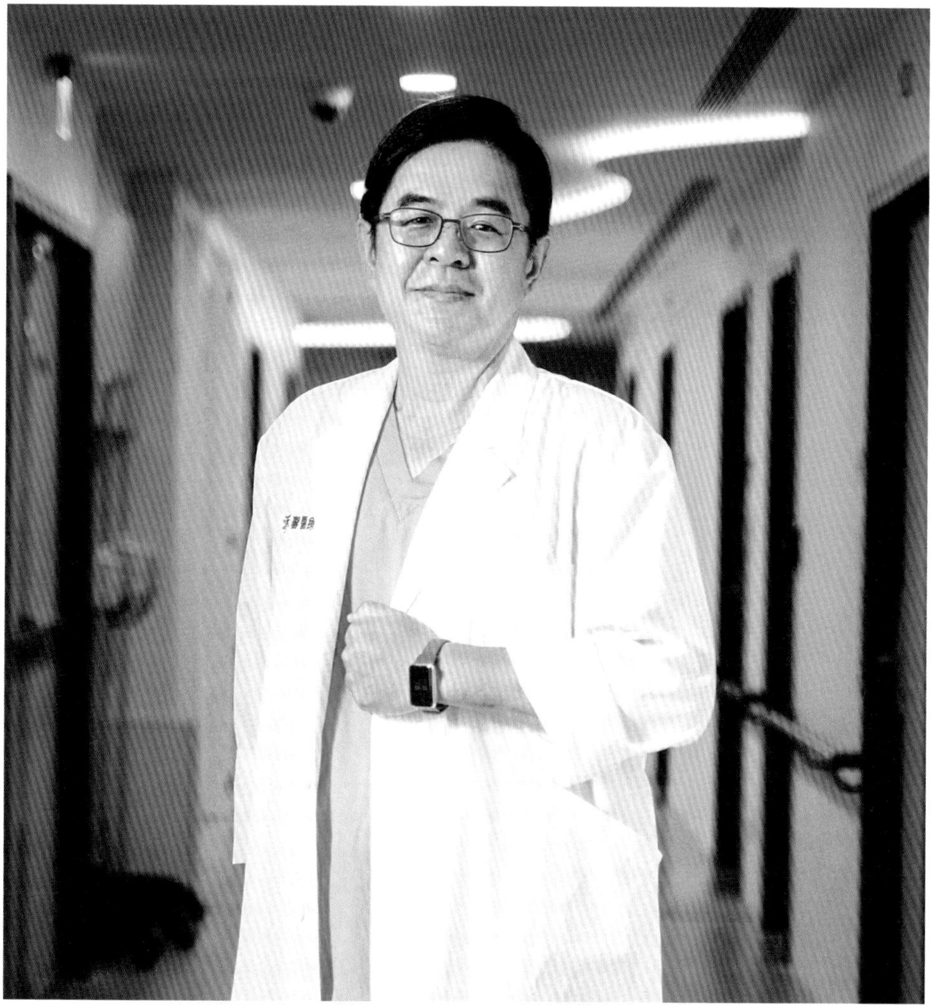

吳孟宗醫師強調，禾馨視醫護團隊為重要資產，並建構專業分工、有生活品質的職場環境。

的手術，他會適當放手給學弟妹們學習、透過實際臨床案例訓練新人，並且很細心解釋，對我們非常好。」在了解蘇怡寧提出的團隊接生制等理念後，雙方一拍即合，隨後他也注入雙主治醫師、專職麻醉醫師、好的超音波影像對診療的幫助等諸多寶貴想法。

「我們一開始也是很忐忑，擔心會不會生產數不夠多無法支撐診所營運？」十年來，禾馨不斷開枝散葉，他也愈加有信心：只要打造完善的醫療環境，投資最好的硬體設備，並且鞏固專業醫護團隊，大家一定願意支持。他也推崇蘇怡寧是一名大器的醫生，願意讓夥伴投資入股，當做自己的事業共同打拚，因此能有志一同地凝聚團隊向心力。

服務非討好　品格是專業基石

吳孟宗有句口頭禪是「你聽得懂我的意思嗎？」乍聽之下優越感和控制欲十足，但將這句話套入他的醫療日常，反而成為對串接知識不厭其煩的表現。「蘇醫師時常在臉書解釋一些看似不成問題的問題，在嬉笑怒罵背後，實際上是充分理解產婦的焦慮。醫生跟病人互動的時候，要懂得用容易理解的字詞解釋病情，如果用太艱深晦澀的專業語言，讓人家無法理解，就太殘酷了，最重要的還是要傾聽病人的不適與難處，並適時給予支持。」

他認為「好醫師」不是靠自吹自擂，而是需要透過大家口耳相傳，譬如他曾替同一個家庭六姐弟共生下十三個小朋友，顯現自己的好口碑。他的溫柔也並非一味迎合，討好型人格的醫生，未能讓病人了解實際面反而容易誤事。「醫生絕對不是全才，我常跟自己講，不要硬撐，我只掌握自己有把握的專業。病人也絕對不是說什麼都好、都對，當有違背醫療道德和專業的時候，你還是要堅持做對的事。不要要求每個媽媽都信賴你，十個中有八、九個信賴你，就代表你做得成功。」

吳孟宗強調，醫生是希望把風險盡量降到最低的行業之一，不能因為怕招來風險，就以防衛性的醫療逃避現實，例如某些牙醫師拒絕幫孕婦開藥，抑或是追蹤糖尿病時，為了討好媽媽而省略抽血步驟。碰到比較棘手的病況，醫生也要誠實評估自己的能力和院內的儀器設備是否能充分支援，如果不能，就要建議產婦到大醫院生產，不能自作聰明。管控體重在他眼中也是要務，吳孟宗坦承自己嚴格規定孕婦一個月最多只能重一公斤。「不要把孕婦飲食當成養豬一樣，我都會跟媽媽講清楚，希望妳三餐都定時定量，從天然健康的食物均衡攝取營養素，不要挑嘴偏食。如果超重，就會用『家裡伙食太好囉！』給她稍微暗示一下。」

而終止妊娠又是更艱難的抉擇，吳孟宗在禾馨的非引導式醫療決策方針下，認為除非到無法被校正、影響生存的重大缺陷或異常，否則都該給寶寶一個機會，鼓勵用愛來彌補缺陷。他建議產婦可多多應用禾馨醫療與慧智基因提供的遺傳諮詢服務，不要一味承受來自親友的壓力而失去信心。「有媽媽在十八週時照到寶寶有兔唇，一度想把寶寶拿掉，我告訴她我也有考上醫科的兔唇同學」；也遇過單顆腎臟的案例，我告訴她，人只有一顆腎臟也能存活，後來她生下寶寶並帶來給我看，我們合照時媽媽跟我說：「還好當年吳醫師建議我把他留著。」我說妳做了對的決定，我也謝謝妳聽進去我

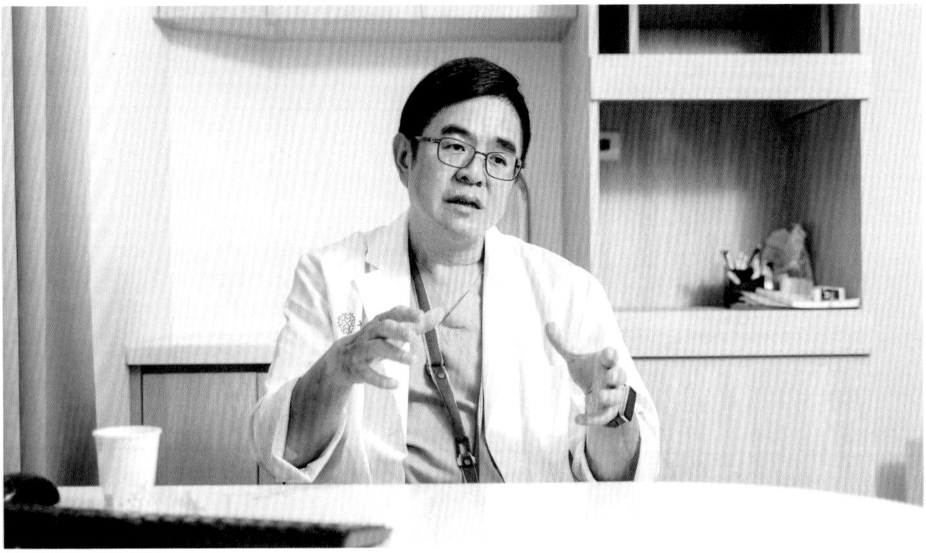

吳孟宗醫師認為，禾馨以清晰的理念、細緻的整合式醫護服務，以及完善的照護系統，取得市場的青睞。

們提供的專業醫療建議。

有媽媽產檢發現胎兒患有唐氏症，仍然堅持把寶寶生下，認為殘缺也是一個生命，讓吳孟宗感動不已，但他也提醒國家社會福利制度需要加強，才能讓不同的生命狀態都有更平等的生存機會。「醫生實在無法幫你決定左轉右轉的路，只能告知日後可能面臨什麼樣的問題，提供選擇的方向，但是要怎麼解決，你要自己勇敢地走下去。」

醫療式產後照護　安心坐月子

吳孟宗同時是禾馨士林產後護理之家的院長，他觀察坊間產後護理業者競爭激烈，當業界積極投資軟硬體設備時，禾馨以清晰的理念、細緻的整合式醫護服務，以及完善的照護系統，取得市場的青睞。

首先是科技運用，禾馨研發先進的App，讓媽媽有效掌握醫療資訊，禾馨投入醫護人員提供完善的醫療式產後照護，婦產科醫師會固定巡診照護媽媽，兒科醫生則負責巡視寶寶的健康狀態，而護理師也會密切掌握母嬰狀況。換言之，這樣的流程更能讓產婦安心休養。

發展出一站式的整合醫療照護體系，更彰顯禾馨完善專業的產後照護規劃。衛福部規定，產後護理單位不能有醫療行為，縱使只是傷口起疹子，也不能開藥膏，只能進行產後的調理跟休養。而禾馨將產後護理之家與各醫療科別整合到同一棟建築，只要搭電梯就能立即就診，大大提升效率與便利度。其他重要的單位還包括中央廚房，精心選用有產銷履歷的多樣化優質食材，餐餐新鮮現煮五星級飯店等級的餐點，色香味俱全，而不是外送再加熱的微波食品。完善的一條龍產後照護，也難怪在媽咪間有頂尖的口碑。

金玉其外　鑽石其內

吳孟宗強調，從前婦產科是單打獨鬥的長期困境，而禾馨視醫護團隊為重要資產，並建構專業分工、有生活品質的職場環境，讓同仁互助互愛。一同走過十年歲月，他和夥伴們同樣珍惜這得來不易的成績，畢竟醫療尤重醫學專業和服務品質，不是打價格戰的削價競爭。當許多人主動出擊在社群發表言論，他提醒醫師更需謹言慎行，以「金玉其外、鑽石其內」自我要求，並勇敢接受良性的競爭。所有的榮耀跟風雨都能印證禾馨禁得起考驗，「我們的方向走對了，也更有底氣了。」

醫生絕對不是全才，我常跟自己講，不要硬撐，我只掌握自己有把握的專業。

—— **吳孟宗 醫師**

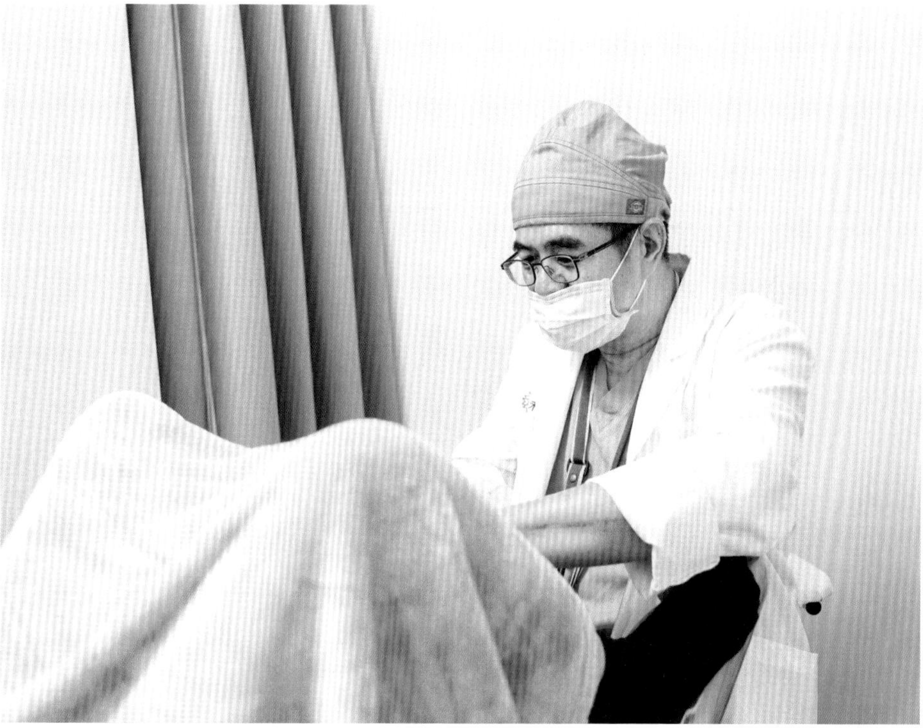

小兒科
吳俊厚——
兒科捕手不做英雄　做孩子的大玩偶

捕手作為棒球場上的司令，首要條件是精準的判斷力，還有與投手的溝通力。兒科醫師吳俊厚也是如此，看診時不時得跟小小孩鬥智，和家長、護理師傳遞暗號協助戰術執行。「我覺得三歲以下都是說不準的，問手會不會痛？點頭。頭髮會不會痛？也點頭。那就代表有些痛是假的。」在還不會說話和語無倫次之間，他用醫術打擊病痛，以愛心和耐心守備兒童，同時用專業為小生命跑壘，毫不保留，但拒絕自命不凡。

精進醫術　掌握病症變化球

「除了推廣新生兒髖關節超音波檢查，我對禾馨真的沒什麼貢獻。」吳俊厚在受訪時複誦一次問題的關鍵字，眼睛一眨便能精準說出看法，節奏看似速戰速決，偏偏他輕描淡寫的故事總是讓人餘波蕩漾。

髖關節檢查是他的傷痛，也是他的光榮。某天他被家長告知，他徒手理學檢查過的寶寶，雖然一開始發現右側髖關節鬆脫，但因打預防針時追蹤又正常，所以當下判斷沒事。豈知孩子到了兩歲走路還是不太穩，到兒童骨科照X光才確切診斷為進展性髖關節發展不良（舊稱：先天性髖關節脫臼）。「家長態度很溫和，但我覺得像有隻榔頭，把這些話一字一字用力敲進我的心裡。這種感覺真的很糟很糟，而且會一直記得。有點像你以為看清變化球的方向，你以為接到了，但原來漏接了，而漏接的代價是，有個孩子要躺在床上花幾個月治療。」

這種疾病發生率約千分之一，透過新生兒理學檢查可以抓出大部分的異常，但檢查正常的寶寶仍有萬分之二～六的機會異常。在新生兒階段被診斷出

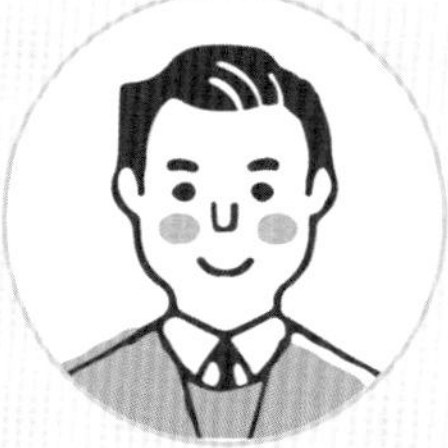

吳俊厚 醫師

現任・小禾馨兒童專科診所兒科主治醫師

經歷・長庚醫院小兒科住院醫師

專長・新生兒照護、新生兒腦部超音波、一般兒科疾病、兒童預防保健、疫苗注射

來是很重要的，早期發現只要穿吊帶固定幾週，超過六個月以上才確診可能就要開刀，並打石膏固定六個禮拜，治療後也可能會影響步態，甚至提早髖關節退化。吳俊厚衷心感謝長庚兒童骨科張嘉獻醫師、兒科陳慧文醫師率先推動新生兒髖關節照護衛教與超音波篩檢教學，作為前幾批學習的兒科醫師，他將技術帶回禾馨傳承，現在所有禾馨寶寶都會做髖關節超音波篩檢，加上其他醫院診所也跟進篩檢和推廣，提升對這項疾病的掌握度，避免孩子日後開刀痛苦。

無愧於心 盡全力不留遺憾

「禾馨的張亞玫醫師很會做新生兒超音波！在出生的第一、二天，她就發現幾個長腫瘤的寶寶，還好很早發現，預後會比較好一點。」吳俊厚總是大方稱讚夥伴的技術，但為什麼要對自己如此嚴苛地重提憾事呢？

「所有的疾病，我都怕 lost 掉。我很容易對自己手上流逝的生命，或是沒有發覺的案例感到非常遺憾。我怕是因為我的能力不夠，才導致面臨不適或不幸。」這次故事要拉回他當住院醫師的第二年，他心裡不願放下一個出生前就被放棄的早產兒，眼睜睜看著生命逝去卻愛莫能助，年輕的他沒有選擇逃避，而是決定壓上自己的職涯，努力改變其他寶寶的命運。

「大四跟過不同科別的老師實習時，我發現外科大多粗獷、動作快，兒

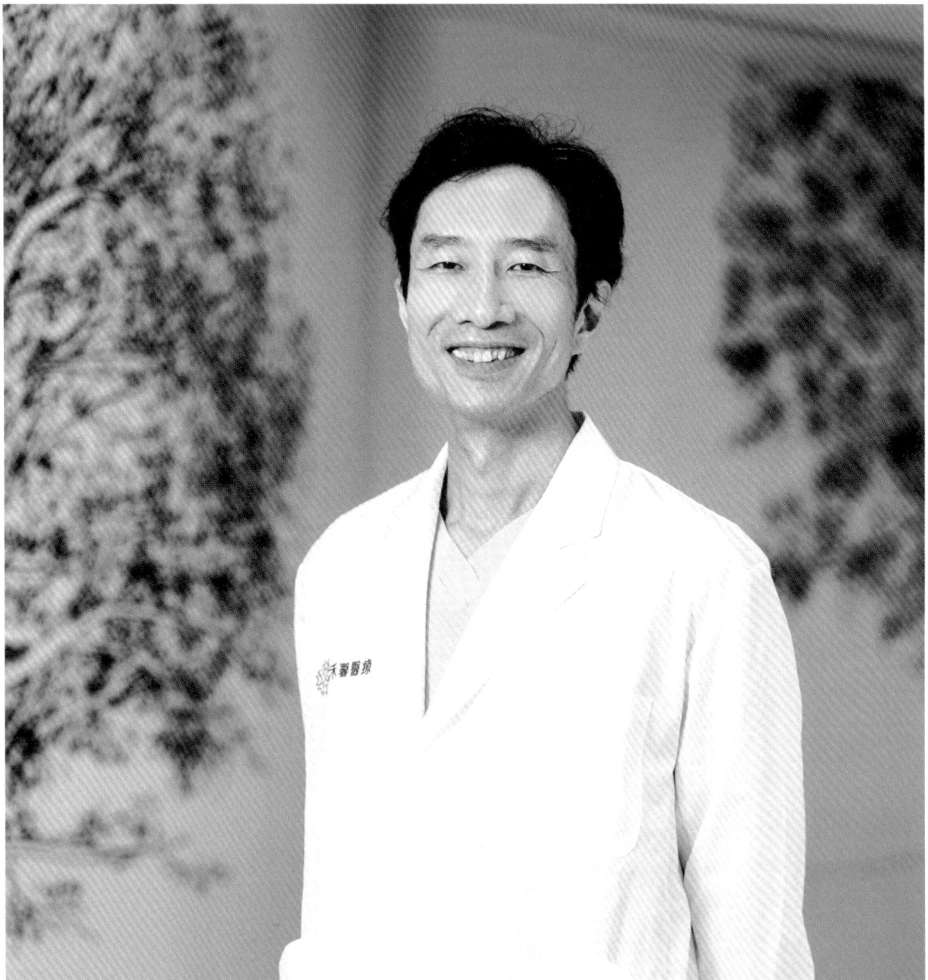

吳俊厚醫師希望自己帶著親切與負責，面對每一個新生兒寶寶，讓他們健康長大。

科個性單純，而且特別有親切感，我也想成為這樣的醫師，而次專科會選擇新生兒科（負責高危險性、重症新生兒照護和急救），是當住院醫師時受一個早產兒個案影響。」那天在新生兒加護病房值班，他遇到一個終止妊娠後存活的寶寶。「那時候我什麼都不太會，我試著幫他插管，成功了，但是我不知道該怎麼救他，主治醫師查房的時候也沒說什麼，三天後那個寶寶就過世了……」

吳俊厚認為是因為自己沒有足夠的知識才導致這個遺憾，問及典範，他也是從

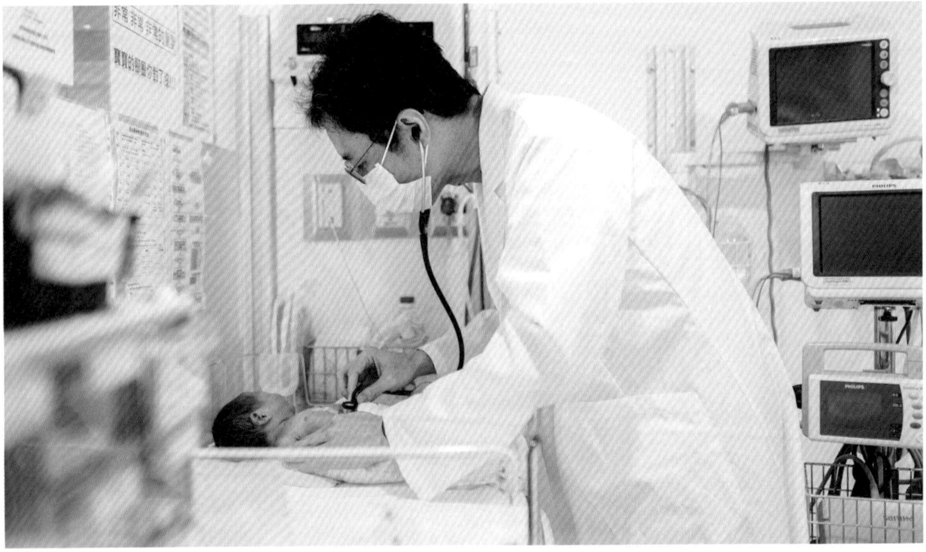

吳俊厚醫師盡自己所能，讓寶寶在第一時間就能夠接受到準確的醫療判斷。

盡全力搶救的角度推崇臺大醫學院小兒科的謝武勳教授，他從長庚（醫學系至住院醫師）到臺大（研究醫師）時期，都曾蒙受這位恩師指導，肩負強烈使命感、不輕言放棄的態度，特別令他動容。「如果能讓危急的寶寶穩定生命跡象，爭取一點時間送到醫院去，之後也有不錯的預後的話，就會有很大的成就感。」

愛與使命感　兒科多晚都在

新生院區的兒科最初位於婦產科的小角落，隨著接生的寶寶愈來愈多，以及因應成長過程而有的醫療需求，發展出皮膚、骨骼、成長評估等眾多科別，兒科外移到隔壁棟。一踏入門就可以感受到繽紛童趣，地上有長長的跑道，牆面有孩子手繪感的可愛恐龍，彷彿遊樂園般吸引小朋友探索。兒科醫生看診也像有獎徵答遊戲，吳俊厚說：「我們知道怎麼樣讓小朋友盡量不要害怕，用軟性、陪玩的方式轉移注意力，或是送貼紙當小禮物。」

他育有三名子女，其中一對龍鳳胎由蘇怡寧醫師接生，而林思宏醫師則是他在臺大受訓練時同期的婦產科住院醫師。二〇一四年禾馨新生婦幼診所開幕時，吳俊厚成為禾馨第一批兒科醫師。每當遇到有生產風險的案例，兒科團隊就會進入產房裡待命，必要時急救新生兒及轉送醫院，另外還有新生兒照顧、疫苗接種、超音波篩檢與門診等業務。「如果有什麼特別情況，無論多晚，兒科醫師都有在院內值班。我們希望盡量在禾馨院內照顧好寶寶，減少因狀況轉送醫院、讓爸爸媽媽跟寶寶分開的情況。」

曾經有個小朋友一出生就骨折，送去醫院打石膏，但第二天石膏就脫落了。為了避免重打石膏的折騰，禾馨護理師願意承擔風險嘗試重新固定，所幸後續也發育得很好。重症科別（如：兒科加護病房、新生兒科、小兒心臟科）會有較大的風險，也較常發生醫療糾紛，面對風險能不卻步地盡其所能，這種態度令吳俊厚相當感佩。

他笑著分享嬰兒室裡有位心靈手巧的護理師，會幫寶寶設計可愛的腳丫拓印卡片，「禾馨寶寶出生會蓋兩個藍色的小腳丫做拓印，她很認真噢！會在卡片上為腳丫塗鴉，讓普通的腳印變成各式各樣的趣味插圖，也有同仁會編織毛線帽讓寶寶使用。」此舉既呼應了蘇怡寧醫師「小細節大不同」的企業精神，也因為是自動自發的愛，更令人深感窩心。

童心未泯　陪伴中自我修煉

儘管少子化持續衝擊「四大皆空」，但他相信最差的時代也可能是最好的時代。在禾馨近十年來，他看見新生兒篩檢項目愈來愈健全，也希望未來有機會擴展兒童復健與兒童心智科，彌補醫療體系的缺口。

兒科診間裡，吳俊厚最常被問到的問題還包括教養，但他總是搖搖頭，說每個家庭的狀況都不一樣。身為父親和兒科醫師，吳俊厚自評帶孩子也無過人之處，也許當上爸爸後有變得更溫柔一點。他從小喜歡做戰車、船艦與飛機模型，平常也會跟孩子同樂，模型組好後塗裝上色、舊化、做場景……，他說得很起勁，並樂於把自己的戰車作品拿來診所跟孩子們分享。事實上他的模型狂熱比想像中還要專業，每逢萬聖節前夕，他每天下班就埋首在材料堆裡，親自為兒女製作翼手

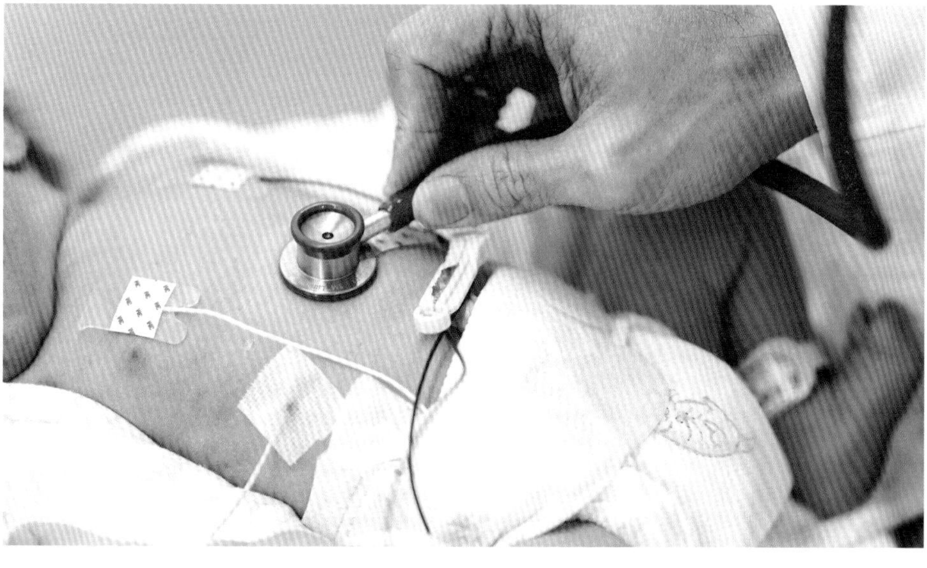

禾馨近十年在新生兒篩檢項目愈來愈齊全，期待未來更能有機會擴展相關科別。

龍、變形金剛、救援小英雄波力、帝國風暴兵等角色造型，他自己則化身警長、盔甲武士共襄盛舉。

這些都是醫學系沒教的事，也是當上爸媽後跟著孩子的成長一起探索、學習的新世界。「我老婆說教養是一種修煉的過程，你要修煉你自己。」永保童心、重視陪伴，無怪乎吳俊厚身邊，總是充滿小朋友甜甜的歡笑聲。

如果能夠讓危急的寶寶穩定生命跡象，爭取一點時間送到醫院去，之後也有不錯的預後的話，就會有很大的成就感。

—— **吳俊厚 醫師**

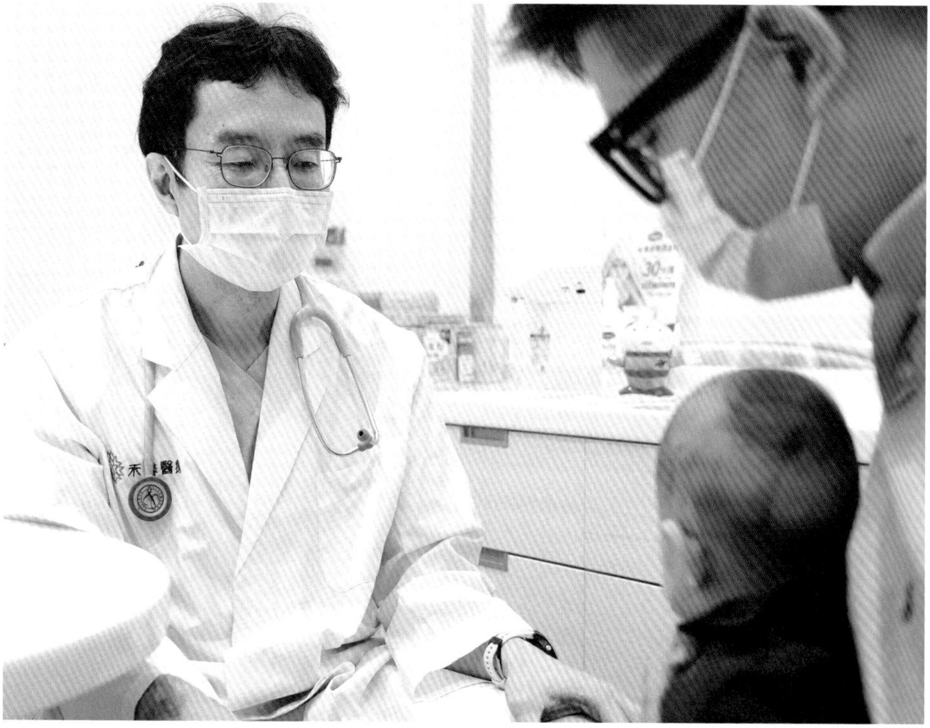

消化內科
林相宏——健檢舵手 揪出未爆彈

在林相宏的消化內科診間，動不動就閃現「癌王」、「沉默的殺手」這些怵目驚心的字眼，但他總是暖呼呼地笑著，說自己的內視鏡專業就像在突破遊戲關卡，一樣是操控轉盤繞進彎彎曲曲的迷宮，目標是揪出藏在褶皺內的所有病徵。他追逐的每一個關卡都暗藏玄機，面對的每一場局勢都變幻莫測，想要拿下高分，唯有借助最精密的儀器，並使出火眼金睛細心地判斷。

身為禾馨健康管理診所院長，林相宏觀察腸胃道疾病有年輕化的趨勢，不怕生命的下一個轉角迸出不一樣的驚奇，健檢舵手引進最先進的儀器設備，打造舒適的環境，並搭配 AI 當作醫師的第三隻眼，在最有效率的時間內提供最精確的診斷，陪伴大眾永遠走在疾病的前面。

出身醫生世家 敬重父兄為典範

「我也不曉得如果沒有考到醫學院要做什麼。」爸爸、哥哥（林思宏）都是婦產科醫師，林相宏看見父兄在各自世代開創兩種婦產科診所榮景，敬佩他們醫術精湛，還能當企業領導人；有威嚴，又能贏得同仁的敬重，「亦主管亦朋友的關係，我認為是不容易的。」對他而言，醫師是一份社經地位不錯、可以幫助人，有高度成就感的職業，但為什麼不跟隨父兄一樣走婦產科呢？頓了半晌，他決定自曝一樁糗事。

「我不走婦產科其實是有原因的，第一次去我爸開業的診所見習剖腹產時，我大概看到一半就開始左晃右晃，這應該是婦產科醫生都有過的經驗，在禾馨開刀房裡也常有陪產的爸爸看到剖腹產過程就蹲在地上快暈倒了。那時候我沒有開過任何手術，所以覺得剖開肚子挖來挖去是很視覺衝擊的。」於是他

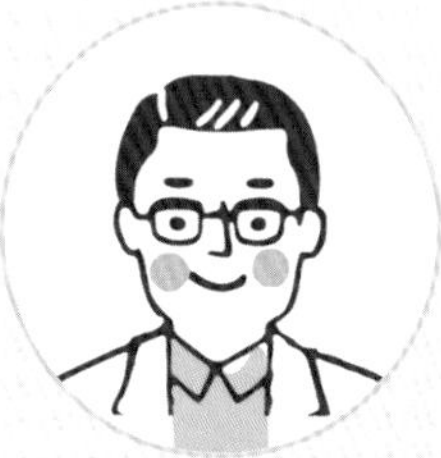

林相宏 醫師

現任・禾馨健康管理診所院長

經歷・台北馬偕紀念醫院胃腸肝膽科資深主治醫師

專長・胰臟疾病、胰臟腫瘤、膽道疾病與結石、消化性潰瘍與腫瘤、胃食道逆流疾病、大腸疾病、急慢性肝炎、內視鏡超音波、基因檢測

選擇了消化內科（腸胃肝膽科），比起傳統婦產科醫師時常要半夜趕接生，消化內科比較能保有規律的作息，而且在看診、抽血和開藥之餘，還可以做內視鏡手術，「就像電動破關一樣新奇有趣。」

中國醫藥大學醫學系畢業後，林相宏先赴榮總實習，再到台北馬偕紀念醫院的胃腸肝膽科深耕十五年，專精胰臟檢查與疾病診斷，之後獲邀至禾馨發展健康檢查業務。他坦言當時的自己有點擔心，一來禾馨所有科別圍繞著婦產科茁壯，自己的專業似乎有一點扯不上邊？二來也擔心離開醫院穩定的工作環境後，個人的未來發展會更好嗎？加入禾馨團隊後，他發現自己擁有更多主導權，可以讓喜歡的事情變成一種享受。「我還是能做自己有興趣的醫療專業，只是換到一個更有質感的環境，能給個案或病人體驗更好的檢查和醫療品質，那何樂而不為呢？」

高階健檢　台灣最大胰臟癌篩檢中心

禾馨的客群有三大特質——以三十~四十歲生育年齡的青壯年人為大宗，講究生活品質，以及注重身心健康，針對這些需求，禾馨健康管理診所打造出高度準確性和舒適性的健檢新高度，因此就算座落位置並非市中心，依舊吸引台灣各地與海外民眾慕名而來。自二〇二二年二月開幕後，禾馨健康管理診所

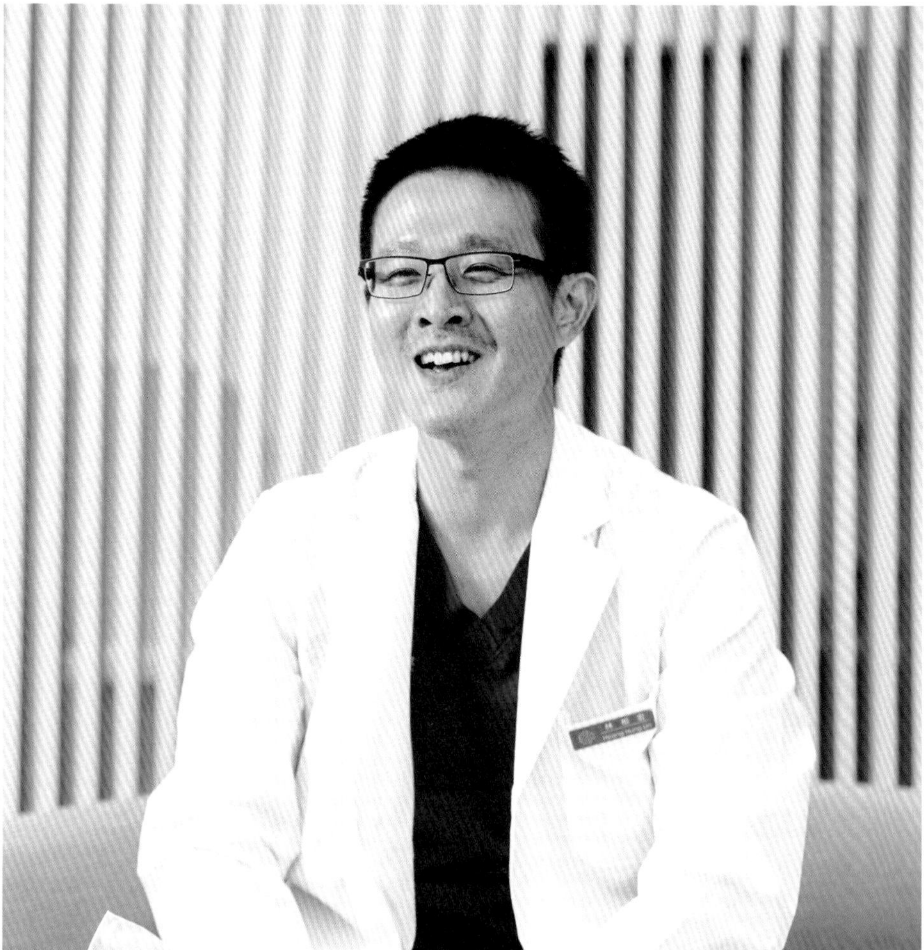

林相宏醫師透過內視鏡專業，借助最精密的儀器，找出藏在腸胃道褶皺內的所有病徵，陪伴大眾永遠走在疾病的前面。

在不到兩年的時間內，進行超過兩千次胰臟內視鏡檢查，成為台灣最大的胰臟癌篩檢中心。林相宏比喻：「一家米其林三星餐廳就算開在不熱鬧的地區，客人依然絡繹不絕。可見有做出品牌，大家自然就會過來了。」

分析禾馨健康管理診所的致勝點，最大優勢是專攻膽胰。禾馨所購置的先進儀器設備，除了坊間常見的胃腸鏡健檢，還有胰臟內視鏡超音波能精確檢視胰臟、膽道的健康狀態，亦有小腸膠囊攝影機可以將全長超過六公尺的小腸一覽無遺。林相宏解釋，一般的腹部超音波難以照出小於一公分或很深層的病灶，但禾馨民權的胰臟內視鏡超音波準確度可以達到九成以上，優於磁振造影（MRI）的八成和斷層掃描（CT）的七成。若檢查出小於一公分的腫瘤，及早接受手術與治療，治癒率甚至超過八成；又如大腸鏡即時AI瘜肉偵測系統，在人工智慧的輔助下，準確度更高，能更積極地預防大腸癌。

高階精密的儀器固然重要，但營造出能夠好好傾聽病患狀況的醫療環境才最是難能可貴。把時間完整留給個案，信任且重視病人的感受，這是禾馨健檢的第二大亮點。林相宏表示，在一般醫院裡只花三~五分鐘看診，很難判斷出病人是身體不舒服，還是心理上過度擔憂。禾馨的看診時間動輒二十~三十分鐘起跳，可以讓病患完整地表達，讓醫師更有機會進行完善的理學檢查（包括問診、視診、觸診、叩診、聽診等方式），並安排適當的延伸性檢查後對症下藥。「我想要的醫療環境是醫師可以充分地聆聽病患，滿足病患訴說不適的心理需求，這是提升醫病關係的關鍵，況且愈是困難的診斷愈需要仰賴醫師的高度警覺性，才有辦法從蛛絲馬跡中梳理出可能性，下正確的判斷。跟病人當面解說檢查報告與診斷結果，並儘可能親自聯繫轉診後的醫師，提供手邊所有的資訊或可能性，避免讓病人像無頭蒼蠅般慌亂求醫。只要用對方法篩檢，我相信戰勝癌王是有可能的！」

精緻化的服務
讓檢查成為享受

孕媽咪挺著大肚子產

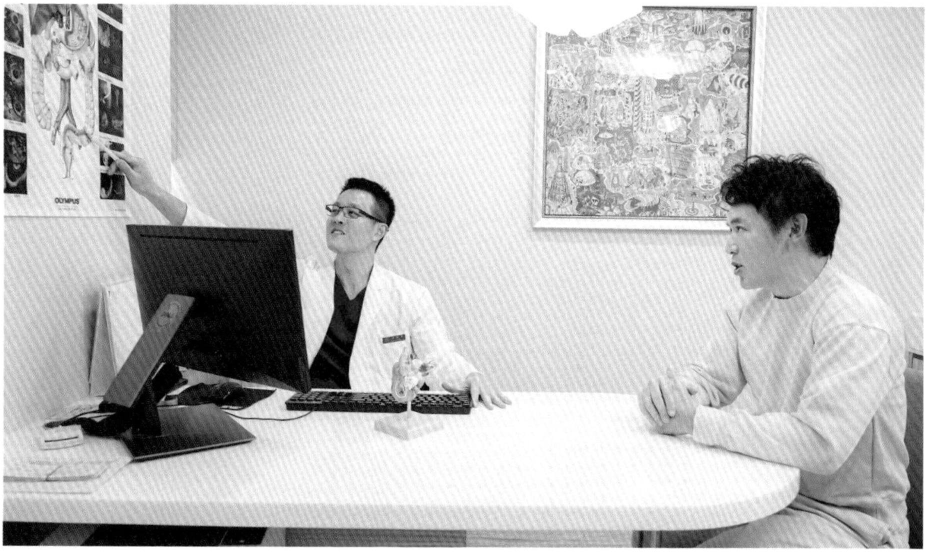

醫師充分地聆聽病患，滿足病患訴說不適的心理需求，這是提升醫病關係的關鍵。

檢，手邊還要牽好小哥哥小姊姊，生怕緊張走散。禾馨民權重視來診者及家屬的安全，特地整修後門廣場，並增設迴轉車道，讓行動不便的朋友與媽咪、寶貝都可以安心上下車，再也不怕車潮洶湧，從院外到院內全面細心守護患者。院區內空間風格寬闊、優雅，以薰衣草紫為主題色，設置舒適的沙發，並以格柵營造具備穿透感又同時保有隱私的空間，不像一般醫療院所密集陳列塑膠椅，給人冰冷封閉的感受。而禾馨的健檢模式也大不相同，提供諮詢門診，讓醫師先跟個案解釋概念和瞭

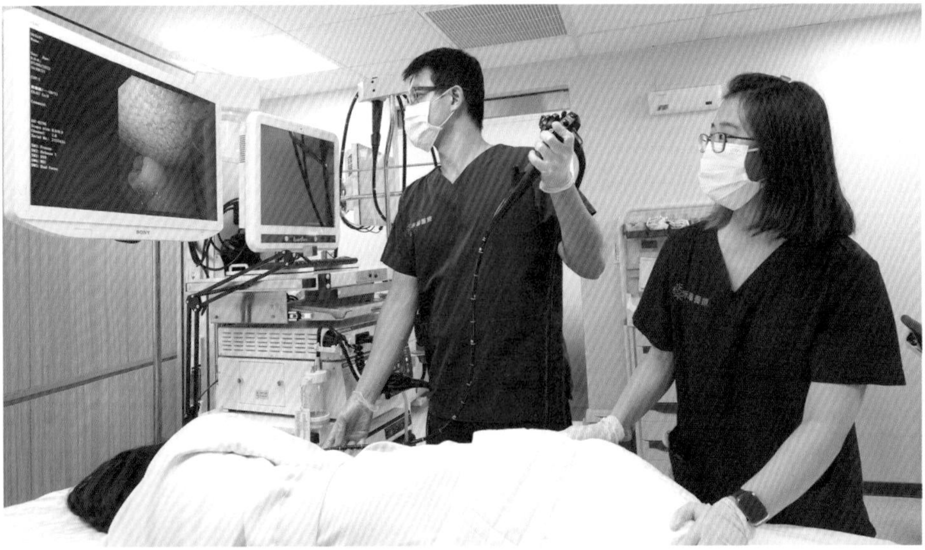

禾馨所購置的先進儀器設備，在人工智慧的輔助下，準確度更高，能更積極地預防癌症。

解需求，同時也能依據每個人的狀況，並檢視病史、家族史與目前用藥，做出更客製化的方案，而不是規格化的套餐式選擇。

禾馨健康管理診所為病患一一化解恐懼，尤其許多民眾排斥侵入性的內視鏡檢查（依照器官特性而有胃鏡、大腸鏡、膽管鏡、膀胱鏡等醫療儀器種類，統稱內視鏡），特別是老一輩仍留有劇痛、猛烈嘔吐、失禁，或是喝清腸藥半夜猛拉肚子等負面印象；也有些病患對麻醉敬而遠之，怕睡著後再也醒不過來。林相宏笑著說，別再讓這些舊式觀念延誤病情，那個做內視鏡檢查像生小孩一樣痛的時代早就過去了，禾馨提供更先進的設備搭配完善的檢查流程，怕半夜清腸拉肚子、影響睡眠，可以選擇下午或是夜間的檢查；怕長時間挨餓，也可以吃檢前代餐包；還有專業麻醉團隊施行舒眠麻醉，賦予無痛感的健檢細節，並推出「住宿型」健檢，讓受檢客戶再也不怕在漫長的車程中突然腹瀉。

林相宏強調，安心、高品質的健檢，仰賴一群合作無間的專業團隊，在人力配置上，以執行一次內視鏡檢查為例，就集結內視鏡專科醫師、內視鏡技術師（負責協助內視鏡醫師切除瘜肉、病灶切片等）、內科護理師、麻醉專科醫師、麻醉護理師（負責監測生命徵象、維持呼吸道暢通等）等專業人員，並聘雇內視鏡清洗消毒技術員操作四台全自動清洗機，以及拋棄式耗材器械單次使用，不惜高成本只為確保安全衛生。

「與專業的醫療人員合作無需贅言，只要一個眼神、手一伸，他就知道你要的是什麼。麻醉也是一門非常專業的學問，舉凡藥物濃度、種類的拿捏，都要恰到好處，很多病患都在我結束胃腸鏡檢查的瞬間就清醒過來了，只能說我們麻醉團隊真的太強了！相信我，這在很多大醫院或是健檢中心都是做不到的，甚至有些地方根本沒有麻醉醫師。不論是硬體設備，抑或是人員、流程，我們的服務真的物有所值，這就是禾馨的價值！」

前進國際醫療　擴展預防醫學價值

林相宏定義的「小細節大不同」，是投資有品質的醫療，主張醫療不該講求CP值，應該講究CV值（Cost／Value），以品質為優先，添購任何可以幫助醫師、幫助病患的好東西。他形容禾馨創辦人蘇怡寧醫師是「該做就做」的人，只要對病患有幫助，或者能幫助品質提升，他就願意投資，「老闆希望我們不要仿照他人，而是做出自己的特色來，讓大家無法模仿。」

禾馨的健檢服務正往國際醫療市場邁進，初步先朝港澳地區發展，並贏得港澳個案的高度評價，也期待之後再進一步擴展至歐美。喜歡打球的林相宏期許禾馨展現運動家精神，「體育界常說，不要因為別人說你不行，就因此喪志、放棄。夢想做得大一點，你就可以實現更大的目標。」

健檢診斷仰賴醫師的高度警覺性，才有辦法從蛛絲馬跡中梳理出可能性，下正確的判斷。我會儘可能親自聯繫轉診後的醫師，提供手邊所有的資訊或可能性，避免讓病人像無頭蒼蠅般慌亂求醫。

—— **林相宏 醫師**

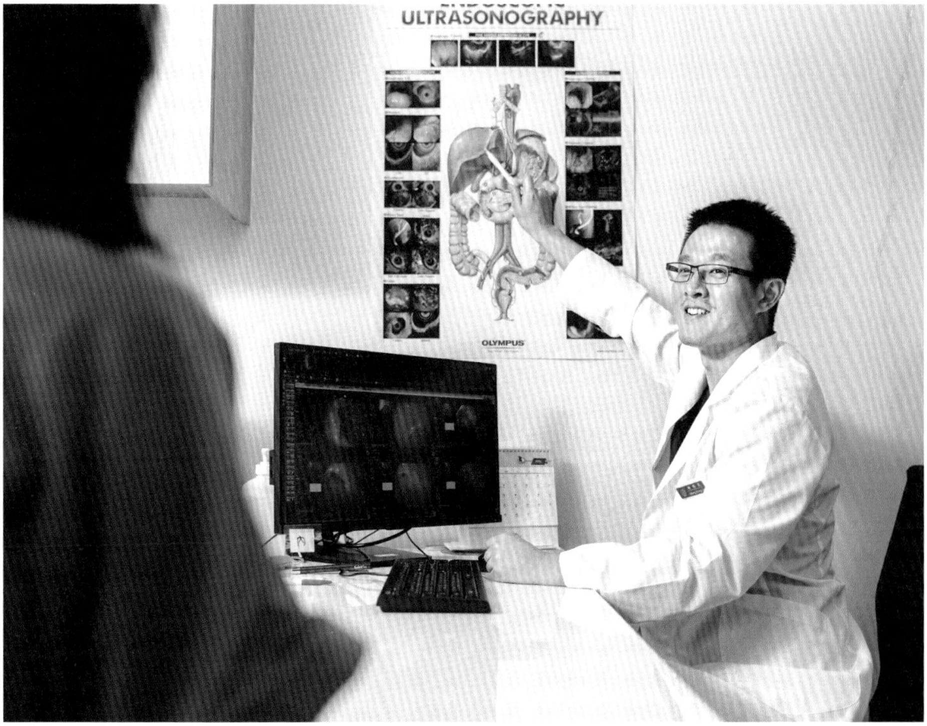

麻醉科

林賀典——麻醉調配聖典　護航安全下莊

每個人都說林賀典很適合當麻醉科醫生，好像是一種天職，他知道如何與病患相處，在獲得充分信任的關係中，用藥和同理都將分寸拿捏得恰到好處，甚至有人說光聽他的聲音就想睡覺，讓他哭笑不得。「其實醫師並不需要這麼會念書，也不需要有天才般的創造力。」禾馨麻醉科林賀典醫師說：「醫療是重複性高的專業技術，而禾馨讓麻醉醫師在產科日復一日地反覆練功，無形中把這一千零一招磨練得無比精準。」他比喻，如果有孕婦到禾馨不打減痛分娩，那就好像到了牛肉麵名店不點牛肉麵。

同理共情　好醫生不一定最聰明

林賀典從小就是數理資優生，想當科學家的小男生，多年後竟成為產科麻醉權威。考入臺大醫學系後，過往學霸的優越感，被強中自有強中手瓦解，但他也在學醫過程中意識到，醫生是需要具備與人相處技能的工作，不一定要聰明絕頂，但務必要有高度同理心去理解病患，要夠積極、夠親切，但也要保有適當的人我界線，避免陷入情緒的幽谷，才能做出理性的判斷。

「不夠社會化是許多醫師的通病，因為從小書念得很好，家人就會給你念好書就好的觀念。尤其是不用看門診，或是接觸病患時間比較短的二線科別醫師，的確可能會比較缺乏同理心，或是不喜歡跟人接觸。工作上我們麻醉醫師有一個很大的特性，就是雖然不需要接觸病人太久，但親切、同理心、社會化都是必要條件，必須在病患睡著前給予足夠的心理支持。」

林賀典先是在台北榮總外科部擔任住院醫師，因為外科臨床業務繁忙，無暇兼顧家庭，八個月後轉麻醉科發展至今。「在臺大是學術、臨床、教學各占

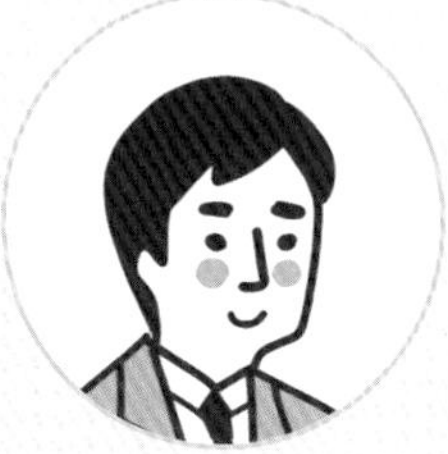

林賀典 醫師

現任●禾馨婦幼診所麻醉科主任

經歷●台北榮總外科部住院醫師／台北榮總麻醉部住院醫師及總醫師／台北榮總新竹分院麻醉科主治醫師／台北榮總麻醉部特約醫師／新北市立聯合醫院麻醉科主治醫師

專長●臨床麻醉、心胸手術麻醉、牙科鎮靜麻醉

三分之一，離開臺大以後，我才發現其他醫院絕對是以臨床為主。」他觀察，基於熟悉度與信任感，外科門診常幫病患找看過診的主治醫師，或是同團隊的住院醫師，而不是當天值班的醫師，所以即使沒有值班，還是工作抓滿手，造成醫師過勞，從而影響判斷正確度，或是該巡房時卻心有餘而力不足。

專職服務產科　練就高品質麻醉

希望尋求更健康的醫療文化，林賀典在二〇一六年加入禾馨團隊，他驚艷地發現禾馨的工作環境舒適、人性化，還有一個明顯特質是積極、高效率。他形容公家醫院的工作風氣是穩健保守型（也有人戲稱是「峇里島風」），往往在醫療組織或行政管理流程耗費過多的時間和心力，久而久之難免讓人產生「多做多錯」的消極心態，或是怕出問題要承擔責任，於是一味照著流程走，體制流於僵化。但在禾馨，老闆比員工更積極地發現和處理問題，形塑正向進取的積極風氣。

再就麻醉醫師的人力配置而言，禾馨相較一般醫院配置的麻醉醫師比例高出許多，並且專職服務產科，不會過勞的環境下，也更能專心地做好份內工作。受現行的健保給付影響，一般醫院必須讓一名麻醉醫師顧三～六台刀，才能負擔得起合理的薪酬成本；禾馨一個院區有三～四名全職麻醉科醫生二十四小時

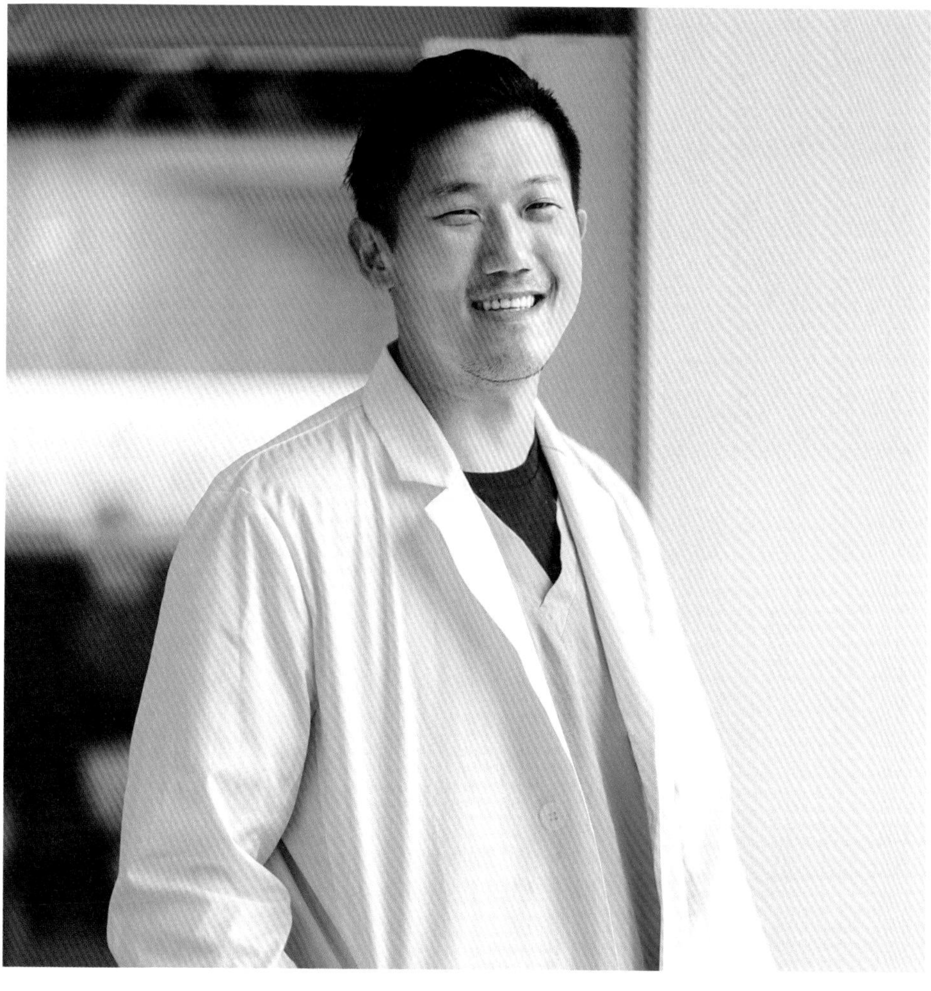

林賀典醫師秉持開放的態度，多方嘗試減痛分娩的藥物或醫療器材，並以用心、細心，把細節做得更好。

輪班待命，一個人顧一～二台刀，這跟生產數量有關，另一方面也是鞏固安全與品質的必要措施，麻醉醫師幾乎可以全程陪伴媽媽生產。

在職場文化方面，禾馨不分科別與位階互相尊重彼此的專業，沒有階級分明或管理層盛氣凌人的問題，在服務端與制度端同步發展精緻化與人性化，成就令醫學生憧憬的職場。「重視專業、講究細節，禾馨的核心價值一直都沒有改變。我們早期被人家誤會是『貴族診所』，但台北可能有近三分之一的小朋友都是在禾馨出生，很明顯地，代表禾馨做出大部分民眾心目中期待且認可的醫療品質。」

麻醉是手工藝　開刀房的守護者

台灣俗語：「生得過麻油香，生不過四塊板（棺材）。」在醫療不發達的年代，因為不確定性高，產婦生子是九死一生的大事，時至今日，產科與麻醉科仍被保險業者列為高風險科別。麻醉科屬於輔助性的醫療行為，有「開刀房裡的守護者」、「開刀房裡的內科醫師」等稱號，雖然少見醫療糾紛，不像外科可能因為手術造成出血、感染、重大併發症或死亡，但因為涉及呼吸和血液循環，如果真的出現併發症容易危及生命。「我們的容錯率很低，大眾比較可以理解為了醫病接受手術所帶來的傷害，但對於麻醉本身造成的傷害卻期待趨近於零。」

麻醉另一個特點是，它不像其他科別仰賴高科技儀器設備輔助，林賀典以手工藝形容麻醉科，厲害的功夫來自鐵杵磨針的反覆磨練。

「我對麻醉的最高要求是安全，安全下莊就是好，其次是舒服一點，止痛做足，讓產婦或病患醒來盡量不要有頭暈、噁心想吐、腰痠背痛或昏睡很久等不適的後遺症。」他曾聽產婦分享，前一胎在外院生產，減痛分娩打了兩小時的經驗，讓他大呼不可思議，因為禾馨麻醉科醫師普遍技術優異，可能三〜五分鐘就施打完成了。

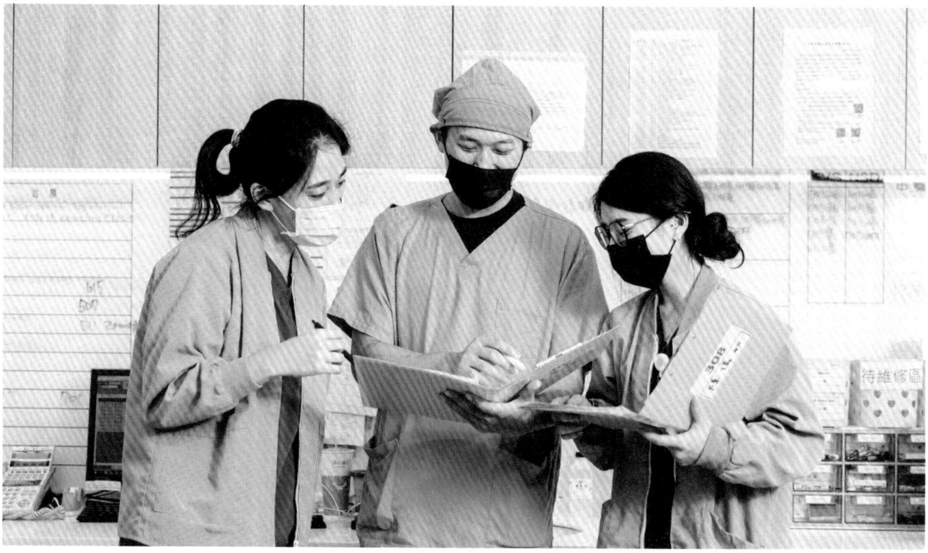

禾馨重視專業、講究細節，不分科別與位階互相尊重專業，成就令醫學生憧憬的職場。

他體諒地說，醫學中心有還在成長期的醫師，或因為業務繁雜，缺乏施打減痛分娩的經驗，以致於有不熟悉或不夠瞭解的問題。禾馨的減痛分娩能做到遠近馳名，就是在制度面對症下藥，培養出一批全職負責產科的麻醉醫師，專注鑽研減痛分娩。

關於剖腹產麻醉選擇，林賀典表示，首選是脊髓麻醉及硬脊膜外麻醉，也就是區域麻醉，媽媽可以全程保持清醒卻又感覺不到疼痛；而全身麻醉只會在情況緊急來不及區域麻醉，或是媽媽和寶寶不適合區域麻醉的時候，才由麻醉醫師決定全身

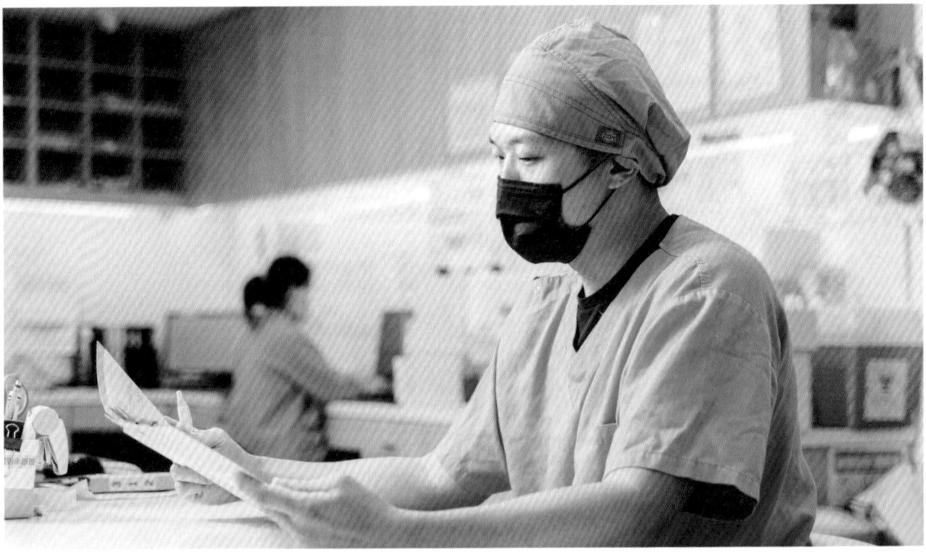

禾馨在制度面對症下藥，培養一批全職負責產科的麻醉醫師，專注鑽研減痛分娩。

麻醉。由於全身麻醉打進血液循環的藥劑多少會透過胎盤進入寶寶身體，如果打很重的藥，媽媽和寶寶都睡著了，會比較需要插管供給氧氣，況且為孕婦插管也非易事，因為肚子較大、胸口較厚，在腫脹及腹壓高的狀態下，媽媽無法充分用肺呼吸，肺活量降低後會容易喘和缺氧，也因此相當考驗麻醉醫師的快速應變能力。孕婦可以自己做決定的麻醉有兩種狀況，一是如果很緊張，可以請麻醉醫師給予短效的鎮靜藥物，讓自己放鬆卻又不會睡著，沒參與到寶寶誕生的瞬間；一是術後的止痛，可以選擇傳統的長效嗎啡或是自控式持續輸注，讓自己更優雅地迎新生命。

如果遇到情況特殊的產婦，產科醫師會交辦進行麻醉評估門診，讓媽媽充分理解如果無法施打半身麻醉還有哪些選項，並討論後續進行方式。比較棘手的狀況比如產婦體重過重，團隊曾幫一百五十公斤的媽媽打減痛分娩，針頭整根沒入背部，還要再壓一下才能打準位置；也有媽媽疑似對局部麻醉的藥品過敏，為了保險起見，先轉到大醫院做過敏源檢測，確認對局部麻醉藥呈現陽性反應，再選配數種極短效的藥物，讓產婦儘速開刀完成，減少過敏的機會。「麻醉醫師要做很多選擇，加上禾馨開放家屬全程在場陪產，即使承受龐大壓力，過程中也絕對不能有任何的慌亂或閃失。」

自主管理　從容源自於厚積薄發

禾馨體制日益龐大，林賀典晉升為麻醉科主任後，要管理十六位專科醫師和超過四十名護理師，中階主管愈來愈需要承擔更多的責任，更需要在現場做出更多決定。「以前我們很輕鬆，反正有什麼事問老闆就對了，比較人治；但未來應該要讓管理的系統從扁平化出發，透過制度能更即時做決策，不再是醫療系統的巨塔。」

站在臨床的崗位，他秉持開放的態度，多方嘗試減痛分娩的藥物或醫療器材，也希望和禾馨團隊共同提升醫療生態，建立正向的環境影響力，幫助同仁與產業持續提升。「麻醉科技術其實差不多成熟了，既然沒有什麼新鮮事，就要用心、細心，把細節做得更好。」林賀典說。

醫療是重複性高的專業技術，而禾馨讓麻醉醫師在產科日復一日地反覆練功，無形中把這一千零一招磨練得無比精準。

—— **林賀典 醫師**

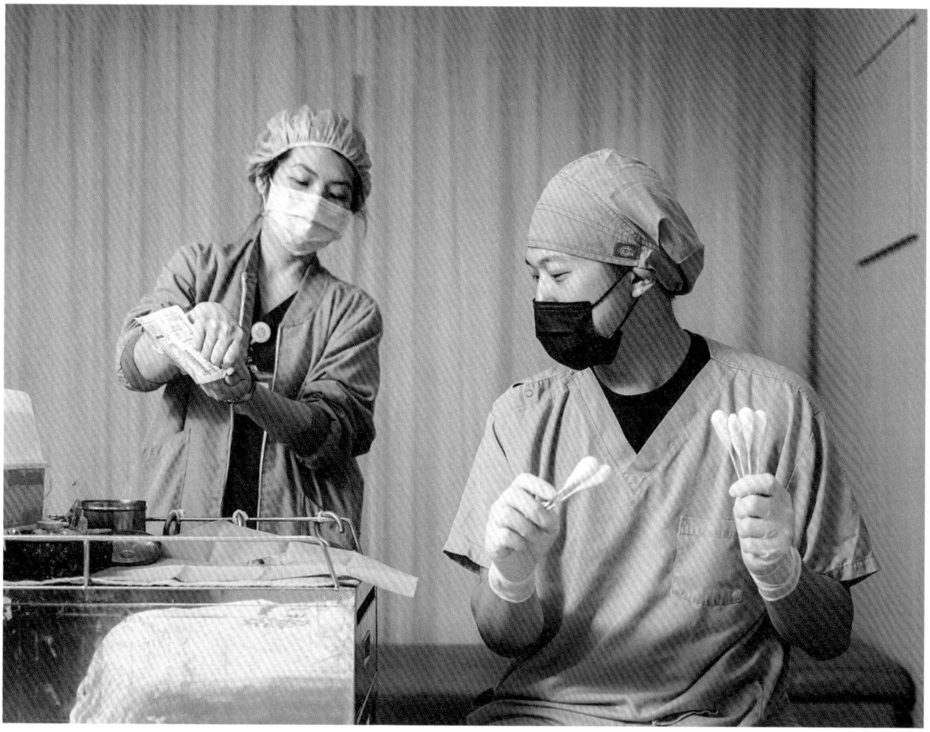

遺傳諮詢

鄭惠予——堅持做對的事　熱忱矢志不渝

《彼得潘》原著小說描述，每當一個新生兒初次咯咯地笑出來時，就會誕生一位奇妙仙子，而在禾馨，也有像奇妙仙子 Tinker Bell 般個頭嬌小、常被說脾氣壞，但總是為病患、為團隊、為家人奮不顧身的鄭惠予。她出身護理人員，並肩負遺傳諮詢師的先驅角色，但回溯千禧年初還是菜鳥護理師時期遭遇 SARS 的經驗時，她清亮而幹練的嗓音卻瞬間哽咽。

從 SARS 到 COVID　總是站第一線

「我那時候才剛任職六個月而已，剛上完三個月白班、兩個月小夜。有天值完大夜班忽然被 call 回醫院，原本當時自己的所屬單位（一般內科病房），有一半的醫護人員，因為接觸臺大第一例 SARS 個案（勤姓台商），而集體前往台大景福館自主隔離。醫護人員的天職是照顧病人，不能也不應該選擇。大家看我很小隻，又是新人，對我都非常幫忙。那時候很多病例看起來很像感染SARS，其中一位病人需要翻身、清大便，學姐就跟我說：『妳不要進去，妳等一下跌在大便堆裡面，沒有人可以救你喔！我幫妳去。』我非常震撼，因為當時大家人人自危、能少接觸就少接觸，學姐怎麼願意為非親非故的我挺身？」

十七年後席捲全球的新冠肺炎（COVID-19）疫情爆發，與SARS相較，COVID時代因資訊爆炸、消息氾濫，造成人心惶惶、盲目搶購物資等亂象。鄭惠予再度站上對抗未知疾病的前線，這一次小菜鳥已成長為禾馨醫療門診督導。「我學到『從零開始』，這次的挑戰不是照顧病人，也不是對抗疫情，而是建立全新的感控制度，讓前線人員覺得有被保護。」她為診所一手規劃新冠

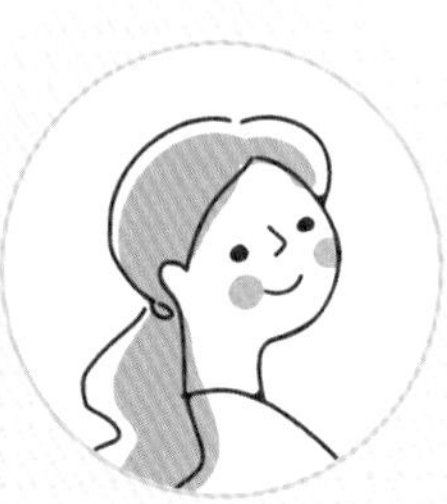

鄭惠予 協理

現任● 禾馨醫療院區協理／禾馨醫療遺傳諮詢師

經歷● 臺大醫院護理師

專長● 遺傳諮詢

肺炎配套措施，那股使命感一如當初站到她面前，守護幼小免受未知波及的學姐一樣。

「護理著重臨床經驗累積，在臺大十年的深刻歷練造就今日的我。」歷經臺大血液腫瘤科、內外科加護病房的洗禮，從禾馨一創立就任職至今，十多年來，鄭惠予自爆一直被同事揶揄是「行動鳳梨」，總是吸引各式各樣奇怪、棘手的病例，但也在過程中養成面對突發狀況處變不驚的理性與沉穩。

蘇怡寧門生 遺傳諮詢先驅人才

在病房工作到第二年，鄭惠予發現因為長時間輪班，自己已經好久沒看過太陽，某次下班夕陽餘暉灑在臉上，她竟感動莫名，也茫然地懷疑起人生。高中時因為喜歡生物，對基因科學興趣濃厚，她以醫學系為第一志願，但命運安排她拜入臺大護理系門下。一堂課讓她遇上留學研究遺傳學的老師，讓她了解原來不是沒讀醫學系就不能研究基因。她也想過出國念生物科學，殊不知遇上SARS攔路，這時期也有大批醫護人員引退，為了兼顧崗位與安穩薪俸，在臺大醫院工作第五年時，她選擇在職進修，考取臺大分子醫學研究所遺傳諮詢組，也是在此時，她遇上擔任指導教授的蘇怡寧（教授產前診斷與罕見疾病專業），自此而後開始接觸婦、兒科，並完成「馬凡氏症整合門診」主題論文。

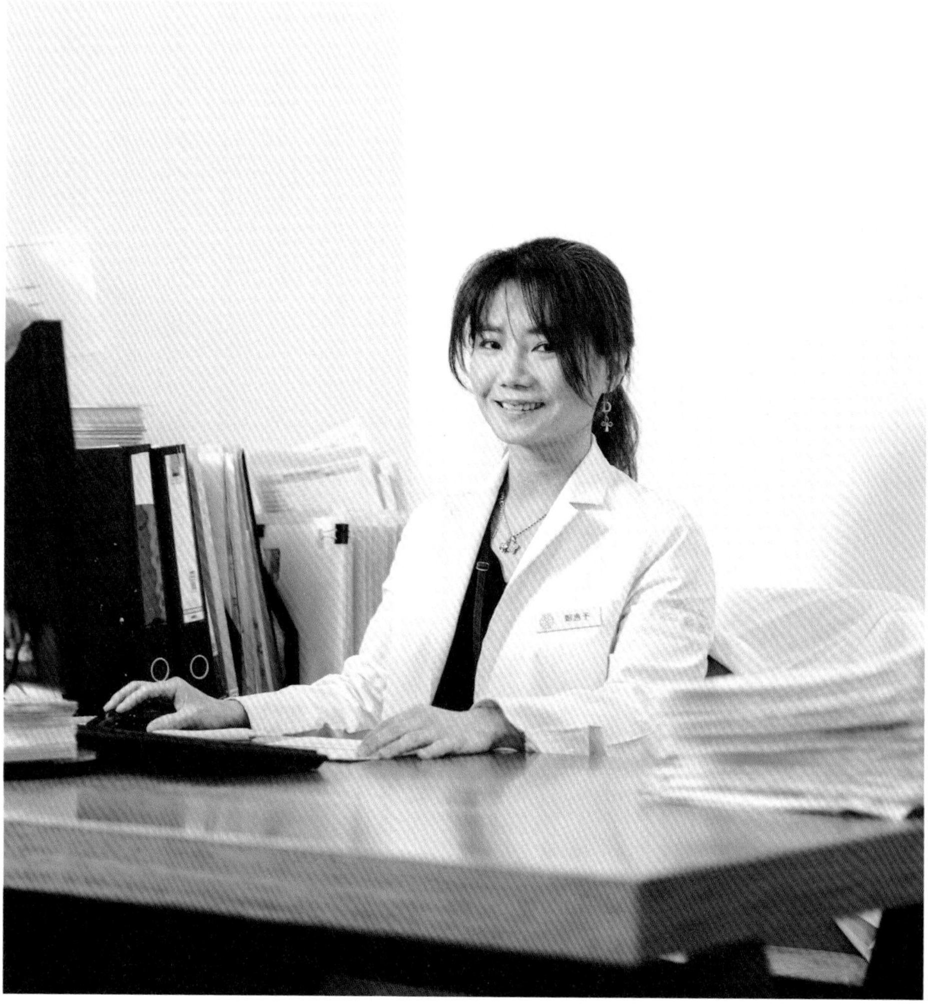

鄭惠予協理表示，護理工作確實很消耗熱情，但對生命的熱忱矢志不渝。

在臺大體系要升護理長，第一個條件是讀研究所，第二是要具備加護病房歷練。鄭惠予難忘當時惜才愛才的督導對她說：「其實我知道妳去讀研究所，就不會回來了。」她捨棄舒適圈，選擇跟指導教授蘇怡寧出走創業，其實還包括家庭因素。出走前一個月，她患有癲癇的弟弟在花蓮七星潭跳海自殺。「如果他沒有走，我可能會出國念書，或是為了穩定的工作而留在臺大。媽媽跟我說，既然弟弟都走了，或許就試著闖一闖，如果混不下去，大不了就回家，沒關係的，反正妳有護理師執照，也餓不死。」在談到失去至親時，排行老大的鄭惠予仍維持一貫的熱絡語調，彷彿生怕自己若顯現脆弱與沉重會拖垮眾人。

當然，她對遺傳諮詢的熱忱也是巨大的誘因，當時臺大尚未成立相關部門，蘇怡寧的提議剛好是讓自己學以致用的契機，她決定把握機會，兩個月後離開臺大，與蘇怡寧、林思宏、林佳慧三位醫師，一起在二二八公園旁的禾馨懷寧院區落腳。「蘇醫師跟我說，妳就負責妳最熟悉的遺傳諮詢，順便幫我管理一下護理團隊，就這樣說好了！」對未來有些戰戰兢兢，踏實的忙碌著也滿懷期待。

嚴以律己　帶人更要帶心

她謹記自己的正職是遺傳諮詢師，而護理只是「幫忙管理一下」。那時甫開業的禾馨，不同於臺大有完整的行政主管訓練課程，沒有任何行政經驗的鄭惠予，於是從做中學管理，也不斷拉高自我要求的標準，總是積極行動，對決策敢於直言和據理力爭，帶人更重帶心。「你問我對護理還有熱忱嗎？護理工作確實很消耗熱情，但我對生命的熱忱矢志不渝。」

她猶記剛踏入醫院病房服務時，親見許多罹患血癌的年輕患者，以及一念之間自殘造成嚴重代價的病人。「我最大的衝擊是『來不及』，明明病人

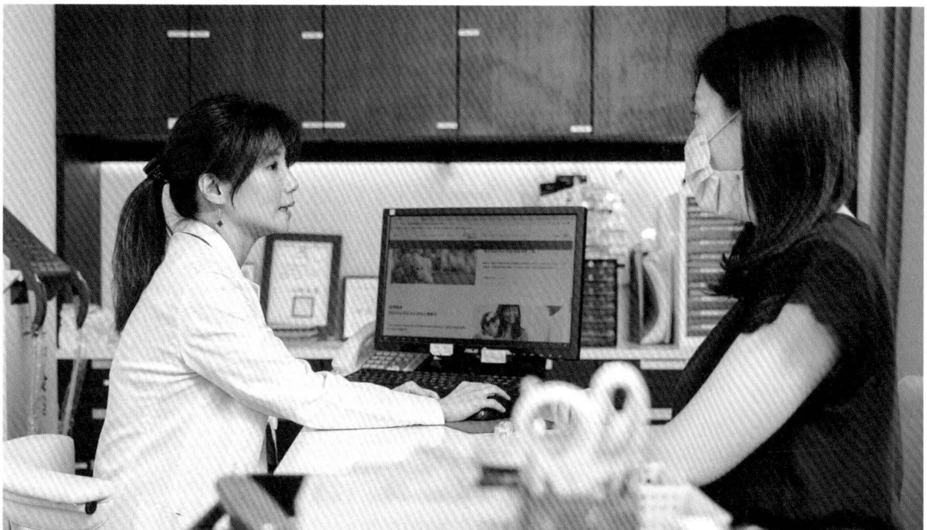

在禾馨可以跨科別彙整，並有強大的慧智基因醫學實驗室可立刻支援前線，提供最完整的遺傳諮詢服務。

前一天還好好的，沒想到終究還是走了，但說『早知道……就……』根本於事無補，我從此下定決心把握當下，不要再有下一次悔不當初。」

跟家屬溝通、建立順暢的醫病關係也是一門大學問，鄭惠予認為禾馨因為名氣響亮、收費金額略高，患者自然要求更好的服務品質，但她希望醫護團隊的專業和努力也該獲得尊重。她的管理借鏡是在臺大醫院時指導她的兩位護理長，一位鐵血手腕，從天花板管到地板，囑咐對外口徑一致；一位任勞任怨，無限包容、無條件收尾；兩種態度涵養出一個挺直腰桿子、負責到底的鄭惠予。

「我的原則是，發生糾紛就要現場處理，如果我們確實有錯就承認；如果沒錯，我們可以同理對方情緒不佳而感到遺憾，但是不可以對自己正確的醫療行為而道歉，這點我很堅持，至少我要讓護理同仁們知道，我沒有不挺妳們，我們是在做該做的事！」

這種實事求是、黑白分明的鐵腕性格，隨著時間推進、單位擴張、成員增加，她也漸漸收斂脾氣，給予團隊更多修正空間，但她對自己則是愈來愈嚴格。「大家都會看這個主管帶出來的人長怎麼樣，我要先以身作則，如果我做不到，憑什麼要求別人？」十年來，她從護理長一路升職為經理、協理，至今仍時常自我反思自己適不適合當主管，她真正自我肯定的是懂得傾聽，團隊都願意信任她。「我不是快熟的人，不笑看起來很兇。現在一件事情會有四個人來告訴我，這代表團隊願意找我尋求幫助或抒發情緒，這是好現象。」

毋忘初衷 坐大遺傳諮詢專業

遺傳諮詢在美國是前二十大最具市場前景的專業，但在台灣因為受法規限制，尚未建立執照體制，無法直接開診。鄭惠予自一九九七年開始投入遺傳諮詢研究，現在最常接觸的對象是產婦，例行工作是跟個案說明羊膜穿刺，以及針對檢測的結果有哪些選擇。她苦笑地說，大家常誤解做了羊膜穿刺就能知道「檢查結果」，事實上這只是檢測過程的一環，取得羊水後，才可以針對目標項目做進一步檢驗。她曾創下單日講解十四次的紀錄，所幸後來有衛教影片輔助，加上發展出非侵入性檢測，現在做羊膜穿刺的人數漸漸少了些，而大家也對檢測比起以往更稍微有概念了。

遺傳諮詢師的第二個重點工作項目，是針對家族遺傳疾病提供分析與說明，再對應疾病建議個案進行相關檢測，比方說確定有某些家族性遺傳疾病者，可以安排試管療程並進行胚胎著床前基因診斷，為下一代保留健康的可能性。蘇怡寧醫師在臺大期間，就開始累積血友病與脊髓性肌肉萎縮症（SMA）等遺傳疾病的基因資料庫，寶貴的經驗與數據也全數移轉到慧智實驗室繼續累積。第三個重點項目是癌症檢測，透過液態切片作為未來癌症用藥，或評估治療成效的依據。「不同於大醫院壁壘分明的科別劃分，在禾馨可以跨科別彙整，並且有強大的慧智基因醫學實驗室可以立刻支援前線，提供最完整的遺傳諮詢服務。」

採訪當下，懷寧二樓正在整修。望著禾馨的「起家厝」，她對禾馨婦產科聞名海外，和被產婦譽為猶如公主般的生產禮遇，感到引以為傲。但她最懷念的仍是元老們在此發跡、相互監督的原點，歷歷數著當時只有一間門診、一間羊膜穿刺室，和三間高層次超音波室。「一開始還擔心倒店，蘇醫師每天結算營業額，有賺錢就回饋給團隊，這裡是有溫度的地方，我們要記得最初的起點。」

她口中的蘇怡寧醫師，是聰明絕頂、高瞻遠矚且反應快速的菁英，同時也是苛求細節，不容許打馬虎眼的魔鬼教練，猶記草創初期蘇醫師在二樓開罵的聲音，地下一樓都聽得到，但在每個想發聲的時候，她永不畏怯。鄭惠予強調，禾馨有今天的成績，領導人固然功不可沒，但最重要的還是歸功於每位同仁的付出。總是繃緊神經、全力以赴，禾馨的奇幻仙子連最愛的休閒都講究高度專注力，有雙板教練執照的她笑著說，只有潛水跟滑雪時找不到她。「我常常說要出去清空記憶體，固定讓自己歸零，重返崗位後會更專注。」

我們可以同理對方情緒不佳而遺憾，但是不可以對自己正確的行為而道歉。我們是在做該做的事。

—— **鄭惠予 協理**

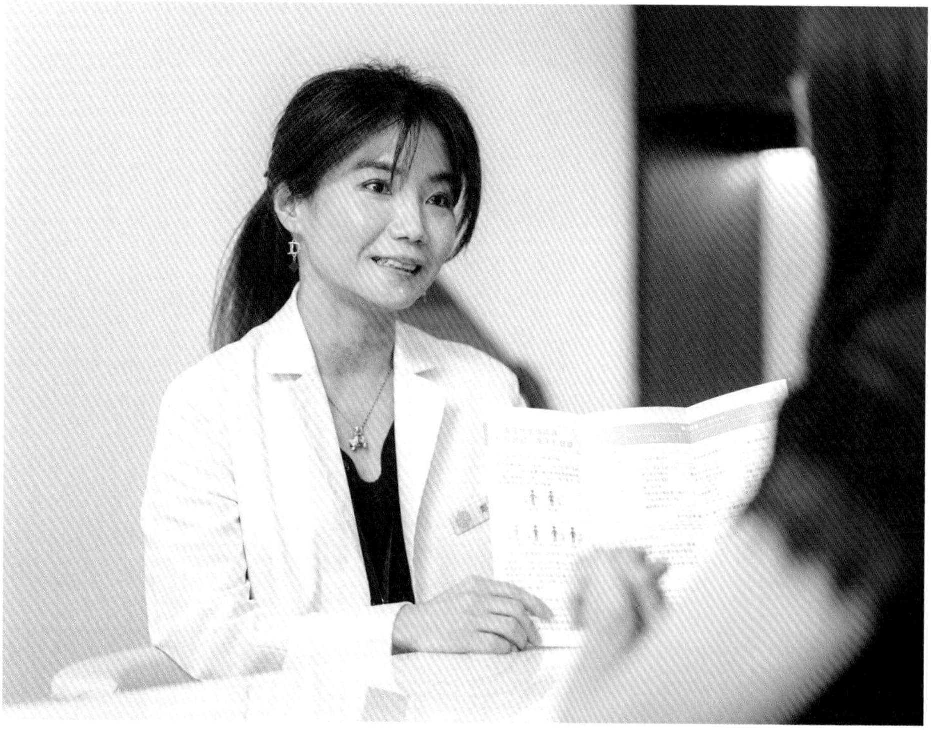

護理部

陳瑋憶——為母則強　用同理心為醫療加溫

護理部主任陳瑋憶說起話來就像清晨的浪潮，是一波波反覆撫慰的溫柔力量。「我是看到媽媽哭，自己也會心疼得默默跟著哭的人。」回想四年前自己小孩早產，出生時呼吸會喘，初步治療未改善，她從病床爬起，冷靜地協助救護車調度轉院，讓從前看慣她淚灑診間的老同事訝異不已。「當下我一滴眼淚都沒有掉，因為我沒有哭的餘裕，只想趕快把孩子送去治療，這才知道什麼叫為母則強。」

心態正確　就會走上對的道路

每逢姪甥輩生病，孩子們總說：「媽媽，妳幫我打電話給阿姨！」長庚護理出身的陳瑋憶是家中唯一的護理人員，年輕時一度抗拒成為親戚間的醫療諮詢中心，也因為害怕頻繁面對生老病死，最初其實比較想走心理治療領域。「在內外科常見很多年老病患，被丟到醫院沒人管，時間一到，結帳辦出院手續時，就看到幾位兒女計較輪到誰照顧。人性怎麼會是責任而已呢？」

後來到兒科病房實習，氛圍大多沉浸在新生的喜悅中，看著嬰仔嬰嬰睏，一暝大一寸，那可愛的模樣激起她的母愛，只想用全世界最健康的方式照顧小朋友。與此同時，她與新手爸媽建立的護病關係，也讓她充滿歸屬感與成就感。「我懷孕逛婦幼展時，有不少人叫我，原來還是有人記得我，很多媽媽都把我當朋友。」

事實上，陳瑋憶並未放棄心理治療的夢想。回想在擔任精神科病房護理師的那一年，她看遍各種必須依賴藥物控制情緒的患者，以及疾患背後的家庭困境，各有各的悲戚，她愈來愈能體會為了逃避而產生的抑鬱，也思考如何從生

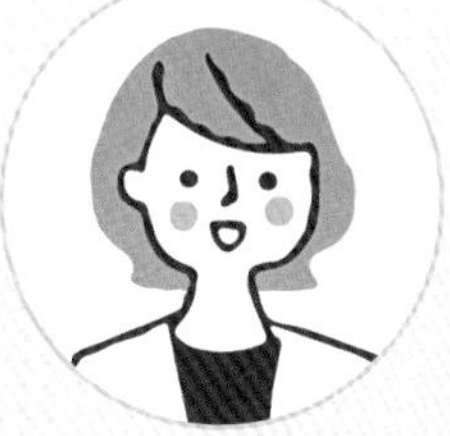

陳瑋憶　主任

現任・禾馨醫療護理部主任

經歷・台安醫院兒童病房護理師

專長・小兒護理

命的起點就鬆開盤根複雜的心結。踏上兒科領域發展後，結合長期累積的兒科護理和為人母的育兒實務經驗，她希望未來可以實踐兒童教育，為更多爸媽與孩子做些什麼。

「我能理解孩子在不同階段會面臨哪些衝突，以及什麼樣的表達方式可以讓他慢慢學習接受自己的情緒。我一直用正能量面對所有的困境，很多挫折都是在蓄積後面的能量。發生困境的當下，你必須學習先讓自己冷靜放下，再跳脫框架省視。說來好像很容易，但光是要截斷情緒糾結就很困難。不管從事哪個行業，只要心態是正確的，就會引你往對的方向走。」

踏出框架學習　讀懂每個脈絡

這種願意設身處地，學習用對方能聽懂並接受的語言謙和溝通，也是陳瑋憶持續進修的動力，和領導護理團隊的心法。從前在醫院上班時，她總是把握休假到前線門診打工，或是安排進修醫療相關課程。「我媽問我幹嘛把自己搞那麼累？我說，因為我很好奇為什麼住院端跟門診端常有溝通障礙。」在累積豐富的病房和門診的護理經驗後，她在二〇一五年加入禾馨新生院所兒科門診，五年後攻讀臺灣大學生物科技管理碩士在職學位學程，再跨進一門新領域學習，只為更精準有效地轉譯禾馨職場中，超越婦幼醫療環境的多元語言。

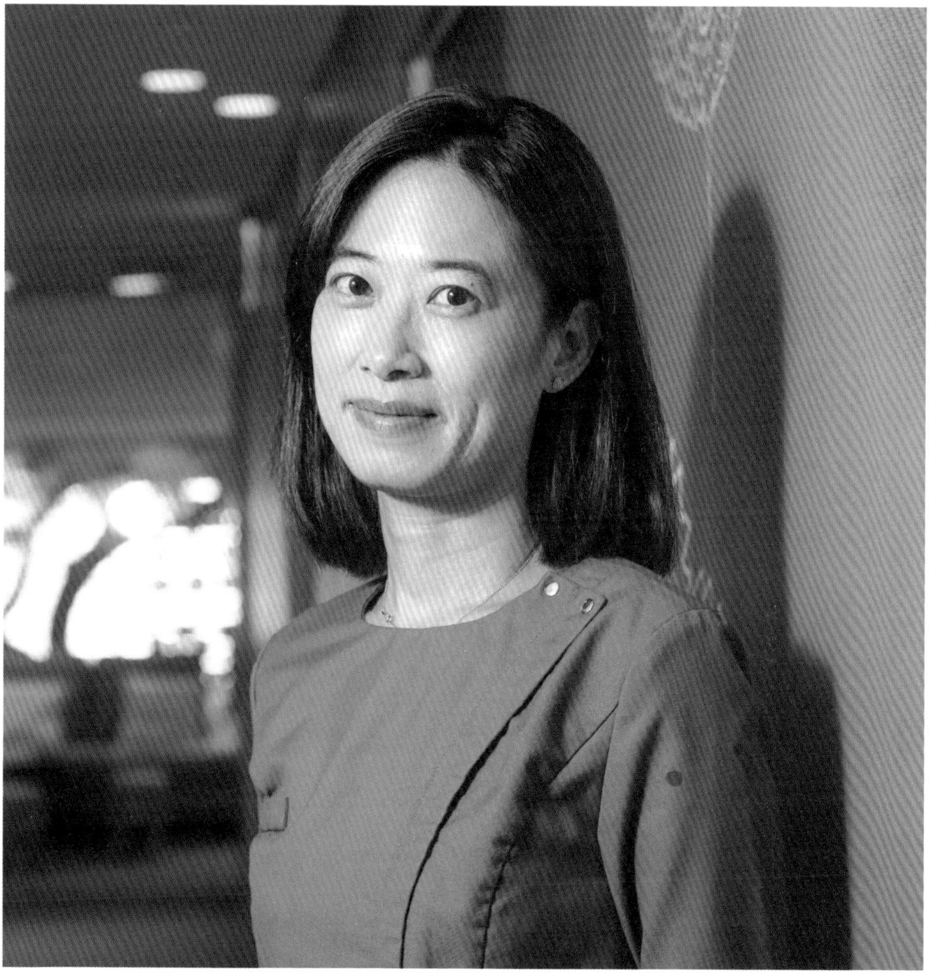

陳瑋憶主任希望可以結合長期累積的兒科護理和育兒實務經驗，未來可以實踐兒童教育，為更多爸媽與孩子做些什麼。

「做護理其實是很封閉的，平常接觸的對象圍繞醫師、護理師、檢驗科……，可是在禾馨能讓我學到很多，一般醫療診所無法獲得的成長。尤其到管理階層，禾馨對於主管信任度很高，初期有很多外界聯繫接洽都由我們直接當窗口，也是在這個過程中，我發現很多時候其實人家不見得聽得懂醫療環境的語言，那不只術語，還包括思維邏輯。」她思索著：「不同角度的視野真的是不太一樣，能使用相同的語言、理解對方的立場，才知道怎麼溝通。」

以護理師重點工作中的

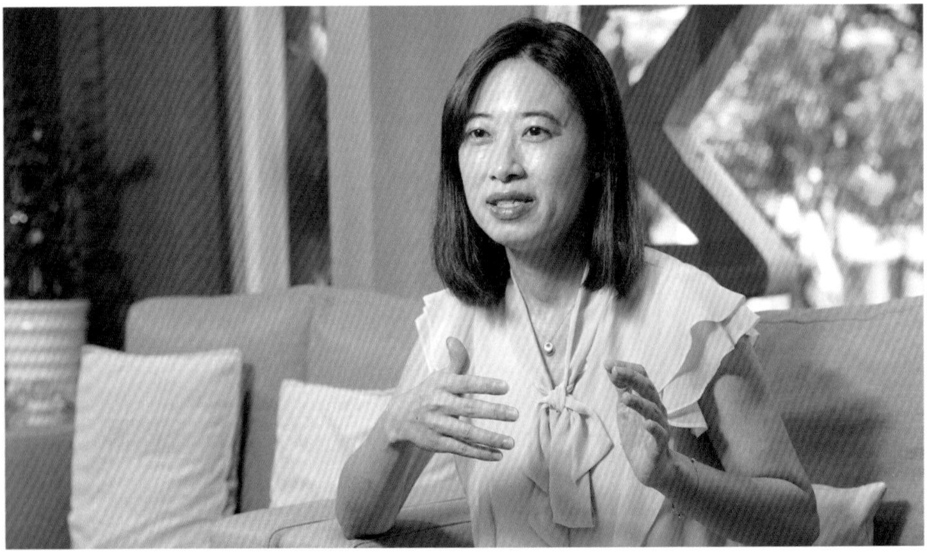

陳瑋憶主任認為能讓病患和家屬安心，對於獲得的資訊有所收穫，才是護理師最大的能力。

諮詢為例，陳瑋憶認為提供完整且正確的諮詢並非多麼了不起的豐功偉業，但往往能讓病患和家屬吃下定心丸，對獲得的資訊感恩不已。「通常醫師與病患接觸的時間都很短促，沒有辦法給予充分的時間傾聽和諮詢，病患在一知半解之下會更容易焦慮、無助，不停地想剛剛聽到的那句話到底是什麼意思？所以護理師跟非醫療專業人士溝通，更要懂得換位思考，因為你可能講了三次，對方只聽懂一成。」

禁得起考驗 自我要求零缺失

根據WHO二〇二〇年世界護理現況報告，全球護理人力短缺，新冠肺炎疫情更加重此現象。衛生福利部推估，二〇二三年國內護理人力荒最多恐超過兩萬人。分析原因為三班制工作型態對於身心負荷大、夜班影響生活作息與陪伴親友時間、護理薪資待遇未見實質成長、成立新醫療院所需求增加、涉及一定專業門檻等都是人才短缺的因素。陳瑋憶強調，護理師要照顧病人、抽血、看檢驗報告……，要懂的概念不會比醫師少。時下護理職場這麼辛苦，千萬不要讓自己再成為醫療事件下的受害者。「我一直跟護理團隊說，每天都要用心做自己該做的事情，然後照著標準流程走，就是在保護自己。」

兒科體系下的護理工作，除了照護小朋友，還要關切家長的焦急不安。「我甚至被踹過門。」她回憶當時幫孩子抽血，第一針沒有抽成功，家長就質疑技術差勁，拒絕再抽第二針。「我們都是在家長比較高規格的標準下進行所有治療。小孩不會講話或講不清楚，再加上哭鬧，會讓原本就很擔憂的家長更難控制情緒，所以兒科護理師要具備強大的抗壓性，同時照顧家長和孩子的心情。」

令人意外的是，禾馨護理師的分內工作還包括攝影記錄（如：接種疫苗等醫療流程），並即時上傳至禾馨App，這項超出一般護理本分的業務，在同行眼中可能被視為「不專業」，但陳瑋憶認為反而能創造雙贏，一來可以滿足家長喜歡在社群記錄寶寶的點點滴滴，二來也可以警惕醫護團隊自我要求零缺失，以高護理品質贏得尊重，而影音記錄也能成為避免醫療糾紛的證據。「不怕錄影就代表我的專業值得信賴，並且禁得起考驗！」

從胎教到身教　提倡家庭教育

禾馨不盲從體制，勇於捍衛自己的信念，也可從落實母嬰親善的方式看出。陳瑋憶表示，她自己的小孩都哺餵母乳到一歲，產後復職回家仍採親餵，但不見得適合每個人的狀況。政府在醫院推廣哺餵母乳，等同媽咪二十四小時都要跟寶寶綁在一起。餵母奶不能用奶瓶，有必要的話只能用杯子或是滴管餵奶，而且一旦參加就要堅持到底，其實造成媽媽很大的壓力。

首先，產婦剛生產完的身體狀況可能還尚未復原，強迫餵奶未必是好事；再者，一開始的母奶量本來就不會太多，如果加上疲憊或壓力太大，也會影響泌乳量，另外還有天生奶量不足的可能性，如果一味標準化作業，媽媽很容易感到憂鬱、自責。禾馨認同餵母乳是件好事，也重視產婦的生活品質，所以堅持不響應「母嬰親善醫院」政策，儘管醫院評鑑制度可能受影響。「我們有國際認證泌乳顧問，為每個媽咪量身打造符合需求的泌乳方案，實踐科學式的哺餵育兒。」

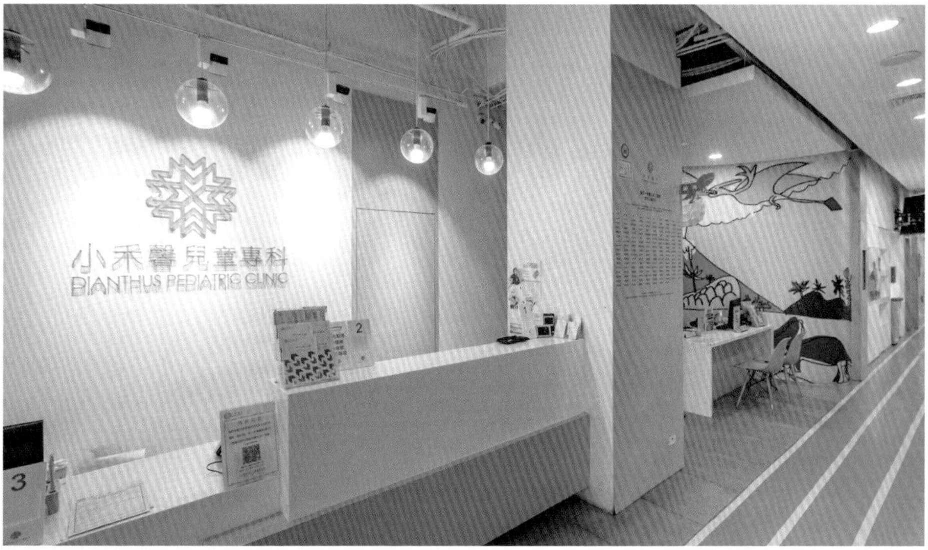

禾馨的兒科規劃童趣的候診環境，並且提供專業的兒科醫療規劃。

二〇二三年接下主任職，陳瑋憶自評是非常龜毛且公私分明的人，管理風格秉持當面說清楚、實事求是的態度。「口耳相傳容易扭曲原意，我喜歡直接糾正錯誤，當面講清楚，無法接受加油添醋地咬耳朵，或是推卸責任。解決事情之後就放下，不再刁難，也不糾結情緒。」她常跟團隊裡的小主管分享，當上主管要學習承受一定程度的孤單，要堅持做對的事情、真誠相待，人際關係順其自然，所幸她和護理團隊的距離總是親近。「你用什麼樣的方式處理每件事情、對待每個人，別人也會用同樣的方式來回饋你。」

診間裡常見媽咪和孩子各自滑手機，也讓陳瑋憶擔憂起生疏的親子關係，會影響孩子日後人格發展。她觀察，如果媽咪懷孕期間情緒波動大，生下的寶寶也會比較敏感，建議家長抱持放鬆的心情照顧和陪伴孩子，而身教也絕對重於言教。「家庭營造出的氛圍，會深深影響孩子的性格與認知，不管工作再忙碌，都不應該忽視兒童教育。」站在自己的崗位，最完善、最正確的護理品質是她不變的初衷。「生命是很脆弱的，不像物件壞掉可以隨時修補、換新，我們永遠可以做到更好。」

如母親般貼近地滋養，靜水流深，這是她帶給禾馨的溫柔堅韌。

很多挫折都是在蓄積後面的能量，你必須學習先讓自己冷靜、放下，然後跳出框架省視。心態是正確的，就會引領你往對的方向走。

—— **陳瑋憶 主任**

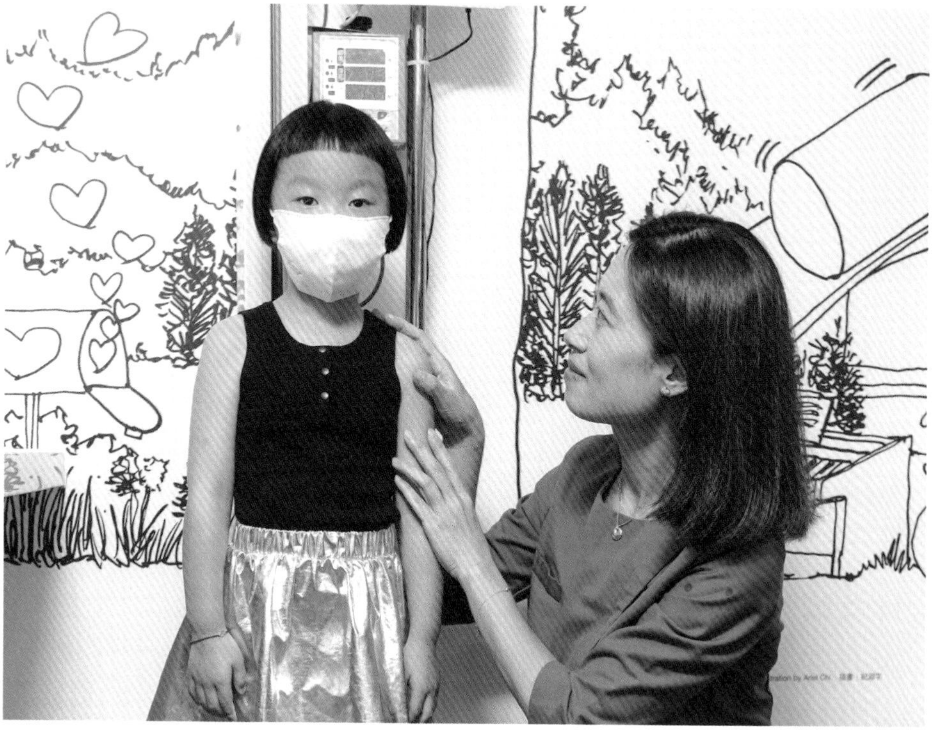

基因檢測

洪加政——慧智基因檢測戰　不因罕見就視而不見

二〇一二年，蘇怡寧醫師先後創立慧智基因、禾馨醫療兩座神山，此後就像組魔戒遠征隊一樣，蘇怡寧醫師臨床上想要解決的疾病或困境，便交棒給門生洪加政，用弓箭手瞄準魔物「釘孤枝」的精神展開基因檢測。「我要利用我的專業思考疾病與基因的關係，要瞭解這個基因的特性、突變的形式、檢測的技術平台，還要考慮時間和金錢成本。」而最終目標是利用研究的力量迅速找出正確的檢測方式，或至少知道疾病發生的原因，「產前的檢測都是希望找出問題所在，才能正確衡量因應對策，為下一代保留更多健康的希望。」

這種合作無間的運作模式在他們任職臺大醫院基因醫學部分子遺傳實驗室期間便已啟動，歷經慧智基因上櫃與建立六大產品線，累積超過二十年的經驗值。問及今日慧智基因在台灣基因檢測界的地位，洪加政優雅地笑著說：「我們是坐二望一，但我們敢說第二，沒人敢稱第一。」

師徒情深　棄哈佛隨蘇怡寧打天下

會加入蘇怡寧的實驗室並成為助力打下江山，洪加政都用科學邏輯分析自己的抉擇，但在外人聽來卻像是偶像劇般充滿了命中註定與美麗的意外。

中正大學化學系畢業後，洪加政希望可以鑽研自己憧憬的生物醫學領域，於是考上臺大醫學工程學研究所。因指導教授的專長是超音波，於是轉介蘇怡寧的老師。當時「師祖」底下有四、五個學生的實驗室可以選擇，他打算趁著暑假輪流實習（rotation）過一輪。這天師祖帶著外系轉來的懵懂菜鳥去找得意門生，一出電梯就遇到急著去開刀的未來老闆。「蘇怡寧！有個碩一學生就

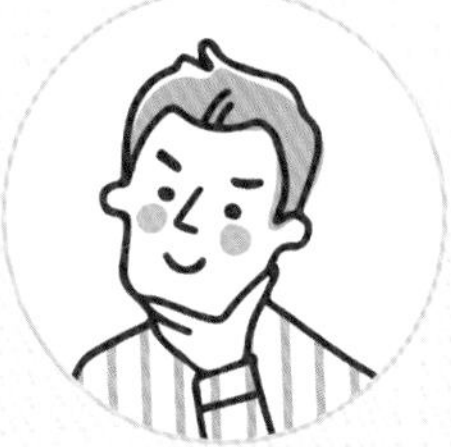

洪加政　總經理

現任・慧智基因股份有限公司總經理

學歷・臺灣大學醫學工程學研究所博士、臺灣大學基因體暨蛋白體醫學研究所博士

交給你了。」對話不到一分鐘就結束，大家就地解散。下個禮拜一洪加政去找蘇怡寧報到，最後因為希望專注研究基因檢測，多方思量後，於是決定留在蘇醫師的實驗室。

退伍後，他拿到美國哈佛醫學院博士後研究員的機會，但洪加政決定留在臺大當博士後研究員，同時念第二個博士班——基因體暨蛋白體醫學研究所博士。問他會不會後悔放棄出國深造的機會？「那是一個未完成的夢想而已。」他強調蘇怡寧沒有說服他，而是提供理性的綜合性評估。哈佛是個完全學術的環境，方向是深度研究、研發基因檢測及探討特定基因用藥的原理。如果打算回來台灣發展，基因檢測領域最好的單位，其實就在他手上。「既然已經身處於最好的單位，為什麼不好好把握眼前的機會呢？」

二十多年後，他重新思索同樣的問題，洪加政更加篤定地知道自己當時做對了決定，才能參與推動禾馨和慧智，改寫台灣醫療與基因檢測的歷史。

為臨床服務　快速應證學術的效益

臺大醫院基因醫學部分子遺傳實驗室日常是這樣的，蘇怡寧會提出他在臨床看到、想解決的重要問題，再交由實驗室端的洪加政提出解決方案，負責進行大量的實驗評估，與開發不同的驗證技術平台。「有時候提出的方案可能太

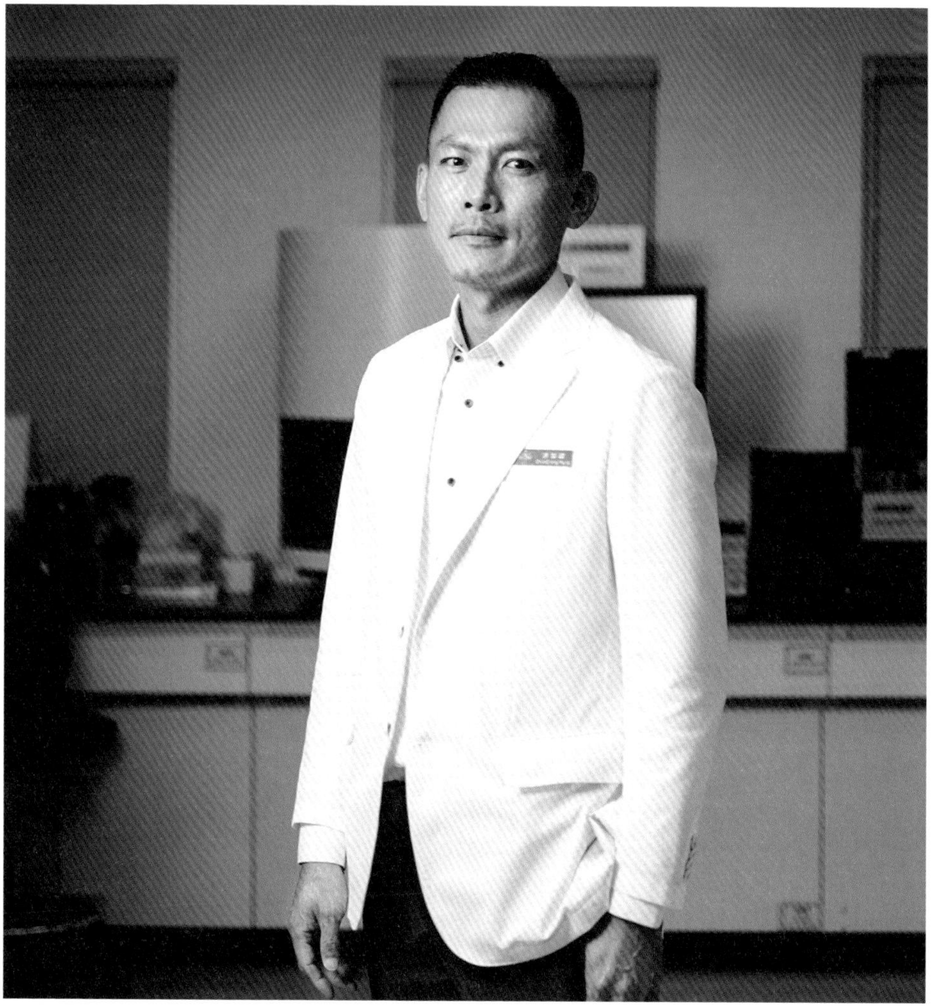

洪加政總經理期待與蘇怡寧醫師一起推動禾馨和慧智，改寫台灣醫療與基因檢測的歷史。

天馬行空，價格太高、病人難以買單時，他會說『價格這麼高，誰要做這個檢測？』或是時間太長、不符合臨床效益，他會說『做一個月來不及了！小孩子都已經長到多大了？』或者是『癌症病人的分分秒秒都很寶貴，我們得把握時間。』」回想每次被老闆打槍，開嗆「你這個檢驗太爛了！」洪加政感到好氣又好笑，對師徒之間不斷來回的理想與現實拉鋸戰懷念不已。

他眼中的蘇怡寧醫師是有想法、敢於冒險開創，但不會好高騖遠的人，總是做出最適宜的選擇，先就現有的資源理性分析，做好風險管理評估，再火力全開地執行。就像當初要從臺大出走時，他常說自己手上拿的就是這些牌，常自問到底有沒有本事跟臺大翻臉，「我的牌到底能不能梭哈？」而洪加政就是那張他能信任、有技術背景又懂管理實驗室的王牌。「蘇醫師要出來成立的時候，問我想要跟他離開嗎？我笑回：『啊你是我老闆，如果不是因為你，我早就去哈佛了，如果我不跟你離開，那我不就失業了嗎？』現在回想起來輕描淡寫，但當時對我們來說的確是個很大的轉變和挑戰。」

他說得實際，其實內心漣漪下洶湧著濃濃的研究成就感與師徒革命情感。洪加政最欣賞的蘇怡寧模式是立竿見影，「我可以知道我念書的目的，知道我到底在做什麼。」一般生藥研發可能要花五～十年才能看見成果，但是在禾馨醫療與慧智基因的相輔相成下，他可以串聯在理學院（化學系）奠定的知識跟態度基礎，和工學院（醫學工程學研究所）養成的生產創造，及醫學院（基因體暨蛋白體醫學研究所）的臨床醫學，在幾個月內至一年內，將學到的基因檢測技術快速推到臨床實務應用，提供數量多、面向廣的檢測服務，在過程中完美銜接學術研究與臨床實務。「很多人問我，蘇醫師的實驗室或到慧智基因就業的好處是什麼，我都說，你會接到源源不絕的挑戰，而且能在短時間內驗證自己的貢獻。」

六大產品線　不因罕見就視而不見

為什麼一定要創業？原因之一是改變研究領域的生態。十餘年前生技業方興未艾，在醫療院所端受體制束縛，必須等國外原廠開發、驗證過設備與檢測試劑後，台灣的實驗室才能放手運用。另一方面也是因為蘇怡寧是業界名醫，不乏艱難、罕見的產科病例有待學術研究。為了深化與擴大檢測技術效益，禾馨與慧智針對臨床需求，投入實驗室自行研發檢驗技術（LDTs）的發展。

創業初期，洪加政的任務是想辦法完整複製臺大實驗室的技術、人員、設備等資源，致力將成本降到最低。儘管日後進駐千萬等級的儀器，他認為創業成功最重要的關鍵，還是人員與打開通路。

早期資料庫和技術尚未完善，坊間曾有擅長炒作話題的基因檢測公司從「天賦基因檢測」切入，試圖理解孩子未來的素質與專長，如同算命般，也許能培養日後成為運動員或律師。一滴血究竟可以做多大的夢？洪加政認為確實當時很多議題都被誇大了，當泡泡破滅之後，人們對基因檢測的信任度降低，即使是面對醫護人員，團隊仍要花費大把心力進行衛教。時至今日資訊管道發達，大眾多透過社群媒體平台了解疾病跟基因之間的關係，雖然認知仍有待推廣，但在慧智基因檢查出疾病的基因之後，禾馨醫療也能在臨床做出更精準的照顧與衛教。

慧智基因的基因檢測服務共建立六大產品線，依序是：罕見疾病、產前孕前、

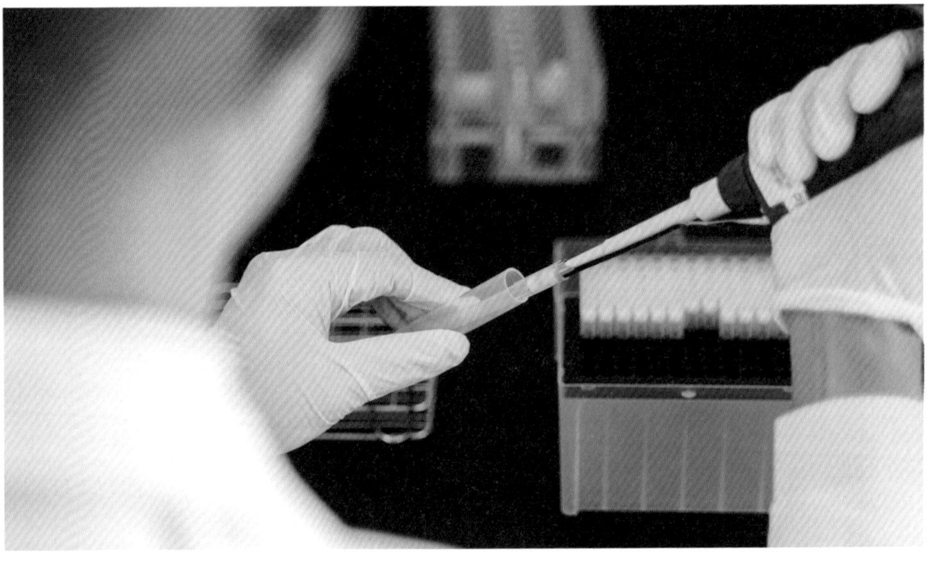

透過慧智基因檢查出疾病的基因後，禾馨醫療也能在臨床做更精準的照顧與衛教。

生殖醫學、新生兒、癌症、精準用藥等，各有前瞻性，並在台灣率先建立次世代基因定序（Next Generation Sequencing, NGS）與非侵入性產前染色體篩檢（Non-Invasive Prenatal Screening, NIPS）的實驗室運作機制。

「罕見疾病」與「產前－孕前」是最早建立的項目，呼應創業初衷，蘇怡寧醫師早期在診間看到裘馨氏肌肉萎縮症（DMD）、脊髓性肌肉萎縮症（SMA）、血友病或海洋性貧血等罕病案例缺乏治療藥物，出生後社會也缺乏良好的照顧機制與資源，對家庭造成龐大的精神與經濟負擔。另一方面，基於宗教與傳統觀念，對於引產的接受度不等，以致於商業效益有限。洪加政強調：「即使發生率只有萬分之一的機會，也不能因為罕見就視而不見。我們知道如果我們不做，需要的人就沒有地方可以做檢測，所以即使無法賺錢，也不忘初心。」

又如有聽力損失、呼吸中止等狀況的新生兒，一般而言，嚴重的聽力問題要到五、六歲才會比較顯化，但若能在第一時間透過基因篩檢抓出來，就能定期追蹤與檢查，降低對學習成效的影響。而呼吸中止症亦即小孩子在夜間呼吸頻率越來越低甚至忘了呼吸，若能在剛出生時就發現症狀，讓寶寶即時戴上呼吸器，待患者年紀漸長症狀便能自行改善甚至痊癒，就能有效避免猝死。

他也看好癌症和精準用藥項目的前景，認為基因檢測對於癌症追蹤及監控的效力越來越高，能幫助肺癌、乳癌、大腸癌、卵巢癌、子宮頸癌等癌別快速、有效地治療，節省時間與金錢，同時發展高端健檢的事業版圖。

不安於舒適圈　點子王不怕闖藍海

熟悉資管的洪加政同時也是禾馨 App 的發想者，他笑著說禾馨醫療與慧智基因的領導人都是一群鬼靈精怪的點子王，所以引領業界開發醫療品牌 App 也是自然而然的事。慧智基因同時注重推廣美善與突破困境的心靈力量，因此與罕病基金會合作，各層樓定期佈展更換罕病者的藝術創作，給予最實際的支持；每年也與不同的公益團體合作，製作公益藝術創作桌曆，推廣關懷需要幫助的朋友。有趣的企業活動還包括「金慧獎」，洪加政效法金馬獎的概念，在如同小尾牙的年中聚餐表揚優良同仁，並讓同仁們拍攝主題性行銷影片，決選後還能運用在工作上，兼具趣味與實用性。

目前慧智基因的國際布局持續推進，已在泰國建立子公司，未來慧智基因的挑戰除了培育人才和討論法規，洪加政亦希望成立多族群、多國家、多語言的團隊，期許大家保持謙卑，並勇於闖出舒適圈，和夥伴們一起碰撞更精彩的火花。即使基因已經完全解碼了，生物機制仍存在巨大的未知，科學人要像浪漫又理性的冒險家，在茫茫宇宙中，持續尋找下一顆閃亮的行星。

產前的檢測都是希望找出問題所在，才能正確衡量因應對策，為下一代保留更多健康的希望。

—— **洪加政 總經理**

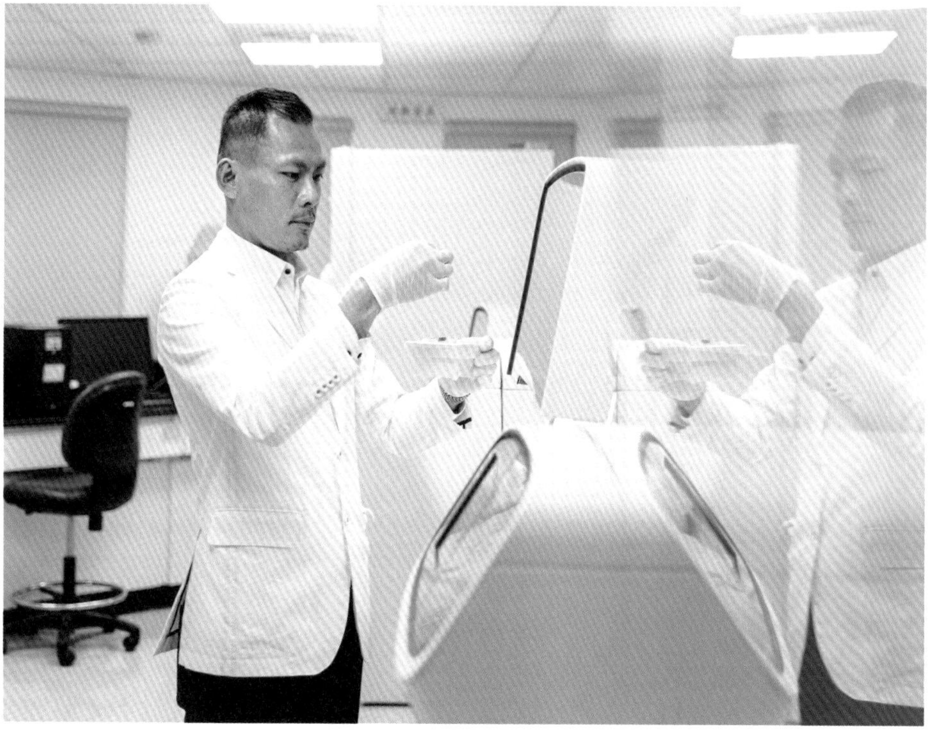

Chapter 3

荊棘

挺過風暴 毫無保留的告白

蘇怡寧：我們今天有話直說！

崖上的禾馨，二〇二一道風暴拷問

在搜尋引擎輸入「禾馨」，總能看到各種公眾人物生產的新聞與社會事件。創辦人蘇怡寧醫師親自說明，對敏感事件無懼、無藏，坦然面對牽涉禾馨團隊與他個人的各項生涯危機一一說清楚、講明白，同時在還原爭議事件原委的過程，看見禾馨如何挺過陣痛、蛻變成長。

一、二〇二一年「特權」疫苗案

1

一般施打疫苗的流程，跟在新冠肺炎疫情時空背景下施打COVID-19疫苗，有什麼差異？

蘇：眾所皆知，一般疫苗配發下來，民眾可以依照需求自行到各鄉鎮市衛生所及醫療院所施打，尤其像禾馨與家長們，也最清楚兒童常規疫苗的接種流程，相關規範制度都很明確。但是COVID-19疫情爆發後，因為急迫性和稀缺性，加上滾動式修正調整之防疫指引，造成第一線的醫護人員都急著施打COVID-19疫苗，但在需求分配上又有疫苗接種順位的規定，造成當時一劑難求的狀況。這在台灣是非常、非常特殊的疫苗接種情況，就好像遇到戰爭這種異常狀態，所以讓全台上下都手忙腳亂。

2 禾馨真的有「特權疫苗」嗎？

蘇：這是一個蠻有趣的問題，我先聲明，這並非要把大家拉下水。「特權」疫苗是不太合適的名詞，如前所述，COVID-19疫苗有稀缺性，沒有辦法在第一時間讓每個人都能施打，所以當初有分疫苗接種對象優先順序，以至於衍生了若干「人性問題」。不可否認的，這些因為順位衍生的問題也不是只有禾馨遇到。

回溯當時的狀況，台灣剛開始有COVID-19疫苗的前兩個禮拜，大環境風聲鶴唳，理論上以衛生福利部疾病管制署及中央流行疫情指揮中心公布之疫苗接種政策，規範效力及於「十大類施打對象」，而按照疫苗接種順位，醫務人員是優先施打的順位，但是禾馨的醫護人員卻完全打不到，即使我們院所照顧大批免疫相對較低的母嬰，但是大家都沒得打，這是當時禾馨遇到最大的困難。

因為疫苗非常有限，甚至只有特定幾家醫院才能夠施打，在這樣的情況之下，一旦聽聞哪間醫院可以打疫苗，禾馨就透過 LINE 群組鼓勵員工趕快去排隊。為了保障第一線醫護人員安全施打疫苗，所有的醫護人員真的如同喪屍一樣，一窩蜂地跑來跑去。每一次都排到天荒地老，但有時候排到才發現原來只給警消人員打。

站在管理階層的我們當然會很著急，因為這牽扯到的不只是員工，更是影響到所有在禾馨就醫的母嬰健康，所以迫切地希望所有員工都能盡快施打疫苗。那時候我們以不同方式反映禾馨在防疫前線遇到的問題，希望政府官員能夠瞭解臨床的急迫性。後來禾馨因此取得一批疫苗，我們由衷感謝。

所以回歸到「特權」疫苗這個字眼，我認為是不恰當的，因為禾馨的標準疫苗配置幾乎都是打在我們醫護人員身上，符合衛生福利部疾病管制署及中央流行疫情指揮中心公告的 COVID-19 疫苗接種對象優先順序。

3

那為什麼也有非醫護人員打了 COVID-19 疫苗？這群人難道不是特權嗎？

蘇：那是殘劑。首先疫苗是具有時效性的，開封後的疫苗必須在當天施打完畢；再就感染風險而言，愈多人打到疫苗也能保障更多人的健康，所以那時同仁就讓易傳染擴散的親戚朋友施打每天剩餘的疫苗殘劑，在急迫的情況之下避免浪費寶貴的資源。

我們承認這在當下確實是有瑕疵的，但是如果站在公共衛生的角度上審視，我說實話，這是不得不做的決定。

4

造假疫苗施打名冊，這個指控是屬實的嗎？

蘇：完全不屬實，問題就出在我們太老實。禾馨被指控「造假」，是因為上傳的名單出現非第一類施打對象，我們連同疫苗殘劑施打對象都實際上傳，才被指出有不是第一類的人。我們透明如實上傳所有施打疫苗的對象，所以我們完全沒有造假。

5

風風雨雨的新聞影響禾馨形象，事件過後內部如何檢討？

蘇：這起風波是當時整個新冠肺炎疫情危及且混亂所造成的，打仗不可能沒有損傷，而禾馨就是傷兵之一。我老實講，如果再遇到相同狀況，以醫護角度考量，我還是會為了保護員工及病患盡量去爭取打疫苗的權益；再重來一次，還是會堅持誠信原則，如實上傳疫苗施打名冊，秉持醫療專業去評估該做的事情。

正大光明是禾馨一貫的原則，更何況我們體制龐大，所有事都是公開且透明，大家共同決定、共同負責，所以不會有人私相授受，或是試圖掩蓋事實的狀況。

二、詐保案

1

禾馨遭控二〇一九年起多次疑似開立不實醫療診斷證明，檢視禾馨開立診斷書及醫療費用證明的方針，是否有醫療不當行為？

蘇：在診斷書事件，我們面對的是保險糾紛。我可以很明確地告訴大家，禾馨的診斷書一向如實陳述，絕對沒有造假。每家保險公司的理賠規定也是由各家決定，醫師更不會因開立診斷書而產生任何利益。

2

為什麼禾馨會捲入大規模的詐保風波呢？

蘇：如果檢查出胎位不正的情況，例如枕後位，禾馨會依據執行醫療過程確認的事實，為孕婦開立醫生診斷書。有買保險的孕婦，會再拿此份診斷書去申請保險理賠。而引發造假爭議的癥結是——

部份確實屬於胎位不正的病況，卻不符合健保給付標準的案例，但這是可以向民間保險公司申請理賠，所以被認定是詐保。

問題是，禾馨醫生只負責依據醫療事實開立診斷書，並沒有干涉後續理賠，這完全是保險公司跟保戶之間的合約關係，與醫師無關，只因為禾馨的接生數量最多及占比最大，所以變成標靶。

3

醫師會因為開立診斷書而得利嗎？

蘇：完全沒有。醫師基於專業評估開立診斷書，保險理賠金只會從保險公司支付給保戶，與醫師沒有關係。

4

那麼醫師在開立診斷書時，通常碰到什麼困難？

蘇：基本上醫師開立診斷書皆是依據事實撰寫，較容易產生爭議的，例如巴氏量表的問題。勞動部規定，申請外籍看護必須提供醫師開立的巴氏量表評估。站在醫師的立場處境兩難，因為開立巴氏量表被衛生局傳喚的事情十分常見，還有醫師經過專業評估後拒絕開立，竟被家屬狂毆。醫師常站在病人的角度去考慮，盡量在合理、合法的範圍內答應病人的要求，所以才會讓自己時常陷入窘境。

5

歷經詐保風波，禾馨有哪些檢討與改進？

蘇：一如既往，我們還是照實寫診斷書。這對我們來講也是一種現成的教科書啦！危機就是轉機，後續面對病人提出不合理的要求時，我們不用再多花時間解釋，可以直接說：「你看啊，不行喔！會害我被抓去約談喔！」

三、逃漏稅爭議

1 請蘇醫師說明遭親妹妹檢舉個人逃漏稅爭議

蘇：第一，這是我個人的事情，跟禾馨沒有關係。第二，這不是逃漏稅，而是家庭糾紛。

大概在二〇一七年左右，我跟我的父親鬧得不愉快，因為在慧智基因首次公開募股，準備IPO上櫃時，我父親跟我要求釋出一些股份，因為我不希望公司變成操作股價的標的，因此我沒有給他，這對父親或我的公司都是很危險的事情。我拒絕後，我父親很生氣，從此之後我和家人陷入煮豆燃萁的家庭鬧劇。

那時候我跟一家生技公司有個技術移轉的合作案，初期我認為，實驗室剛成立時，弟妹給予我們很多協助。我妹先前在航空業負責旅遊業務，以前我們所有差旅都是拜託她幫忙接洽，並由我弟負責做翻譯，所以我讓弟弟和妹妹也取得補助款，而這樣也符合父親的期望，所以當然就用他們的名字支領勞務費，費用也都支付給他們了。

後來因為慧智基因股票的事情，爸爸跟我翻臉了，他無所不用其極的編派我的不是，於是，十八年前的事情，順理成章的變成他指摘我的籌碼，透過我妹指控我十八年前沒給他們勞務費，於是告發我拿弟妹當人頭逃漏稅，就這麼簡單。

2

蘇醫師打算怎麼面對、處理這起家庭糾紛？

蘇：我們會在法院上講清楚。人沒有辦法選擇原生家庭，總是有些事情必須要自己去面對解決。

四、全台最高掛號費爭議

1 二〇二四年初，衛福部取消全國統一的醫療院所掛號費上限後，浮現「禾馨掛號費全台最高」的議論，禾馨掛號費真如外界所說的那麼高昂嗎？

蘇：禾馨有幾種門診，其中一種是特約門診，一種是一般門診，而大家所提到掛號費用較高的門診，其實是指禾馨的特約門診。

禾馨為什麼會有特約門診？其實要從剛開業時說起，那時門診看診流程都是依序叫號進診間看診，但因為門診掛號人數很多，且不時又有人會因為遲到而過號，導致門診常要看診到半夜才結束，再加上看診叫號會點名，有些人覺得對於病人隱私維護不夠重視，為了能夠提供更好的醫療品質與服務，後來就增加了「特約門診」這個選項。

很多人以為「哇～掛號費收這麼高一定很好賺喔？」聽到這種話我都是笑而不語，特約門診的掛號費用雖然略高一些，但因為特約門診追求的是更高的醫療品質與更好的服務，單一診次能看的個案數十分有限，且對於醫師、護理師與其他技術人力會有更高標準之要求，因此耗費的人力和時間成本其實比一般門診大非常多。

2 特約門診和一般門診有何不同？

蘇：禾馨的特約門診採純預約制，看診前一天會安排專門的行政客服人員致電提醒看診時間，看診當日也有特別安排停車優惠及獨立候診空間，而在專屬的看診時段裡，可以在獨立診間跟醫師充分了解身體狀況或溝通病情，這些年下來，的確讓許多追求高醫療服務品質、注重隱私或工作忙碌者趨之若鶩；另外也有不少二寶、三寶媽特別表示對特約門診的喜愛，因為只要帶著孩子在指定時間內抵達，就可以速戰速決施打完預防針，有效縮短看診時間，避免孩子不耐久候、想睡、肚子餓等原因而吵鬧崩潰。

而一般門診就是大家所熟悉的健保門診，事實上，以禾馨全部的門診數來算，一般門診的占比超過八成以上，其餘才是特別門診，我相信禾馨絕對能讓大家依據自身需求選擇適合之門診。

五、小兒科醫師家暴案

1

二〇二三年七月，禾馨小兒科醫師在社群長文自曝打小孩，描述單親父親對管教過動症孩童的無奈與辛勞，引起社會一片譁然。蘇醫師對家暴案有什麼想法？

蘇：第一時間就有人在臉書提及我，當下也是震驚不已。老實講，我們真的不知道到底陳醫師的婚姻有什麼狀況，平常工作同事們也不太過問私人家務事，當事人也沒表現出任何異狀，所以根本就無從得知。禾馨是跟大家同時得知此件事，我們都很震驚。

2

禾馨有對當事醫師作出懲處嗎？

蘇：事發後當事醫師便已自行請辭了。就管理者的角度，依照勞動基準法規定，員工與雇主之間的關係是商事契約，我不能因為員工私人事務（民事）就革職員工。

3 禾馨有對當事人家庭提出協助嗎？

蘇：經過評估後，我們暫時沒有辦法介入，因為這個議題比較複雜，並已進入法律程序，涉及監護權、探視權等問題。禾馨以小朋友的權益為最高原則，如果孩子需要幫助，我們會成為最後一道防線，積極地站出來給予協助。

4 禾馨有增加內部員工道德規勸嗎？

蘇：大家都是大人了，特別宣導會有點刻意，效益也很有限。那要怎麼樣讓世界變得更和諧呢？我的做法是把企業做得更好，建立更健康的職場環境，讓大家的生活更舒適、心情更愉快，減少社會暴戾之氣。

5

身為父母，理想中的教養是什麼模式？

蘇：我認為教養沒有特定方法，也沒有絕對的是非對錯。我們家是不體罰小孩的，我唯一一次打小孩是大兒子小學時，我打他一下手心，孩子就哭了，結果我發現自己比他更難過，半夜跑去看他手有沒有紅、有沒有受傷，整晚睡不著。我才發現體罰小孩其實是在懲罰自己，所以這件事後我發誓再也不打小孩，但每個家庭適合的教養方式本來就沒有真正的答案。

六、醫療臨床報告抄襲事件

1 二〇二三年六月，蘇醫師在社群指出桃園某間婦幼醫院抄襲禾馨的醫療臨床檢查報告表格設計，為什麼特別斥責本起抄襲事件？

蘇：無庸置疑，這間醫院抄襲禾馨的臨床檢查報告表格設計，對方所稱的「醫界通用格式」根本子虛烏有，因為他跟我與同一家設計公司合作，連廠商都提醒他們這個是禾馨的版本，可以參考但不能沿用。只要看過這份報告，就知道呈現的整體顏色、表格格式都如出一轍，所以是不是抄襲，大家可以自行判斷。

我會忿忿不平是因為對方的抄襲行為，不因此感謝禾馨就算了，還在背後理直氣壯的表達自己毫無缺失，我無法容忍同業間的惡性競爭。

2 禾馨引領醫療界發展許多創舉，如何看待模式被同業複製？

蘇：我們因信念做了很多改變，也很樂意成為業界的先驅，因為這會成為一種進步的力量，好比我們二〇一二年一創立就帶頭開發醫療App，此創舉大概是台灣第一個將醫療服務整合成App的醫院，也是台灣減痛分娩執行最頂尖的產科品牌。我們不斷提升醫療品質，樂見同業跟著前進，不然會被市場淘汰，這對所有民眾來講都是好事。所以好的模式被複製，對我來講就是做功德啊，可以讓同業效仿禾馨的優點，我樂觀其成！

七、貴族診所標籤

1 外傳禾馨收費特別昂貴，定價機制是否合理？

蘇：經營企業本來就要注重盈虧，但禾馨一直都不是以累積財富為取向。市面上傳聞禾馨收費比人家高，說我們盈餘很多，事實上，禾馨投入大量的專業人力與最先進的高科技設備，不惜成本提高品質，當同業將價錢提高到跟禾馨一樣的價位，真正投入的成本卻不如禾馨時，相較之下，我們的收入真的不如同業！就像一台超音波儀器我投資五百萬等級的，別人只買一百多萬的，相較之下誰賺得比較多呢？

2 禾馨對盈利抱持什麼樣的概念？

蘇：只要是對的事，無論多艱難，禾馨都會在不虧錢的前提下竭力完成，我並沒有要求一定的利潤。目前唯一收掉的是重慶南路的「小禾馨懷寧小兒專科診所」，因為在符合台灣健保現有體制下，小兒科真的太虧錢了，我們每個月要燒一、兩百萬，所以我們必須改變服務型態，將診所轉型為小兒科特約門診，讓信念在現有健保體制下繼續堅持。

禾馨的決策都有醫師參與，並不會只讓非醫療專業的管理人才主導未來走向。總歸一句，我希望禾馨能持續滿足大眾的醫療需求，並且為醫療從業人員打造一個有尊嚴的工作環境，而盈利只是做對事後的水到渠成。

Chapter 4

展望

盡心竭力 創造醫療烏托邦

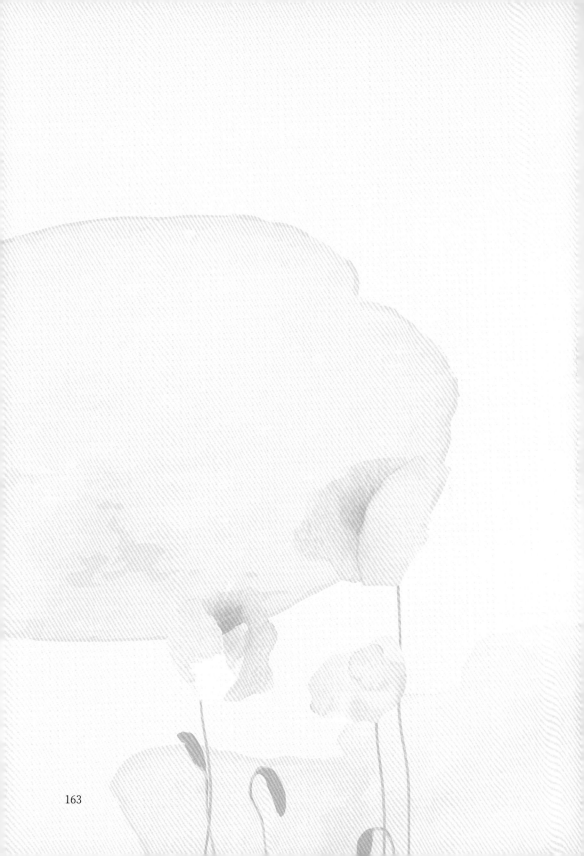

危機一定要是轉機

將相本無種 開局礪行當責文化——陳保仁

我長期接受臺大的訓練，從臺大醫院轉往敏盛綜合醫院後，擔任過婦產科主任和六個等同副院長等級不同管理位置的機會，就職期間經歷品牌體制內轉型與創新再造的完整過程，其中包含各項組織重整與人才整頓工作。正因為見證過地方醫院的慢慢蛻變，並通過國際醫院評鑑（JCI），成為桃竹苗區域教學醫院。經過這段完整的經營過程，當我再以管理之眼看禾馨時，就會發現這個品牌確實是獨樹一格。

高水準 × 高知名度　醫界奇蹟品牌

禾馨是一個快速成長兼具質感的醫療集團，團隊裡有很多具影響力的媒體高知名度醫師，而低調且飽讀詩書及手藝高超的醫師夥伴們也所在多是。我自己的「陳保仁醫師與芙蘿拉」臉書粉絲專頁，原本是我和太太共同經營，因為寫作戰力差她十倍，後來我慢慢退出，未來在社群的曝光度也會漸漸減少，退居幕後運籌帷幄。

任何組織都有成長期，禾馨在二〇一二年創立後，短短四~五年之間，以病人為導向，彌補了台灣健保體制下罕見的醫療品質缺口，好口碑帶動院內接生量激增，而禾馨對服務品質也加倍自我要求，並以生產為核心延伸相關服務。因應天時地利人和，禾馨快速成長，甚至帶起一波婦產科界的革命，四年即創下眾多輝煌成績，不只是台灣醫界奇蹟，也許各行各業用二十至三十年的

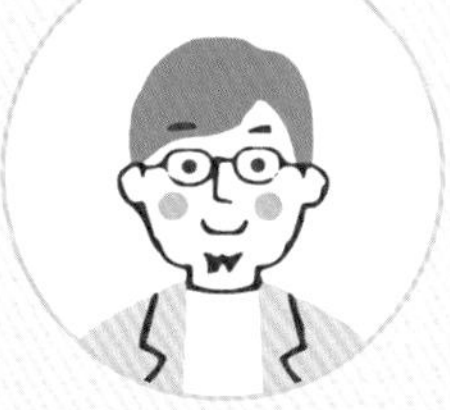

陳保仁 醫師

現任●禾馨醫療院長聯席會主席

經歷●臺大醫院婦產部兼任主治醫師、敏盛綜合醫院副院長

專長●高危險妊娠、周產期超音波、微創手術、婦科腫瘤、更年期障礙、經前症候群治療、私密處整型、美容醫學

時間，也不一定能做到這種成果。

大家知道過去內、外、婦、兒被稱作「四大皆空」，沒有醫學生要去這些疲累的大科，尤其受產後醫療糾紛衝擊，婦產科又是最乏人問津的科別。但因為禾馨帶來有質感的醫療，提升婦產科醫師的形象與收入，並改善與病人互動的關係，所以從二〇一六年開始，婦產科醫師的申請量突然暴增。臺大醫院甚至回饋我們，表示醫療新血們因為認同禾馨的形象和服務，未來想去禾馨工作，所以來申請婦產科。由此可證，一個好的醫療團體可以改變整個產業，這是禾馨帶來的正面價值。

另一方面，就領導人特質而言，我必須講，創辦人蘇怡寧醫師和林思宏醫師，總是站在最前方開戰，在網路上也是有社會影響力的意見領袖，這對禾馨來說是非常重要的堡壘。臺大訓練出來的模範生有個優點，因為備受期待，他一定會全力做到最好。考八十分的人不會被苛求完美，但考九十五分的菁英，你會叫他把最後五分補起來。禾馨就如這種模範生心態，不行就修正，再不行就再繼續修正，用持續不斷地修正追求頂尖。

天下武功唯快不破　揮刀高效改制

禾馨在成長期以效率與成果為優先考量，天下武功唯快不破，但快的代價

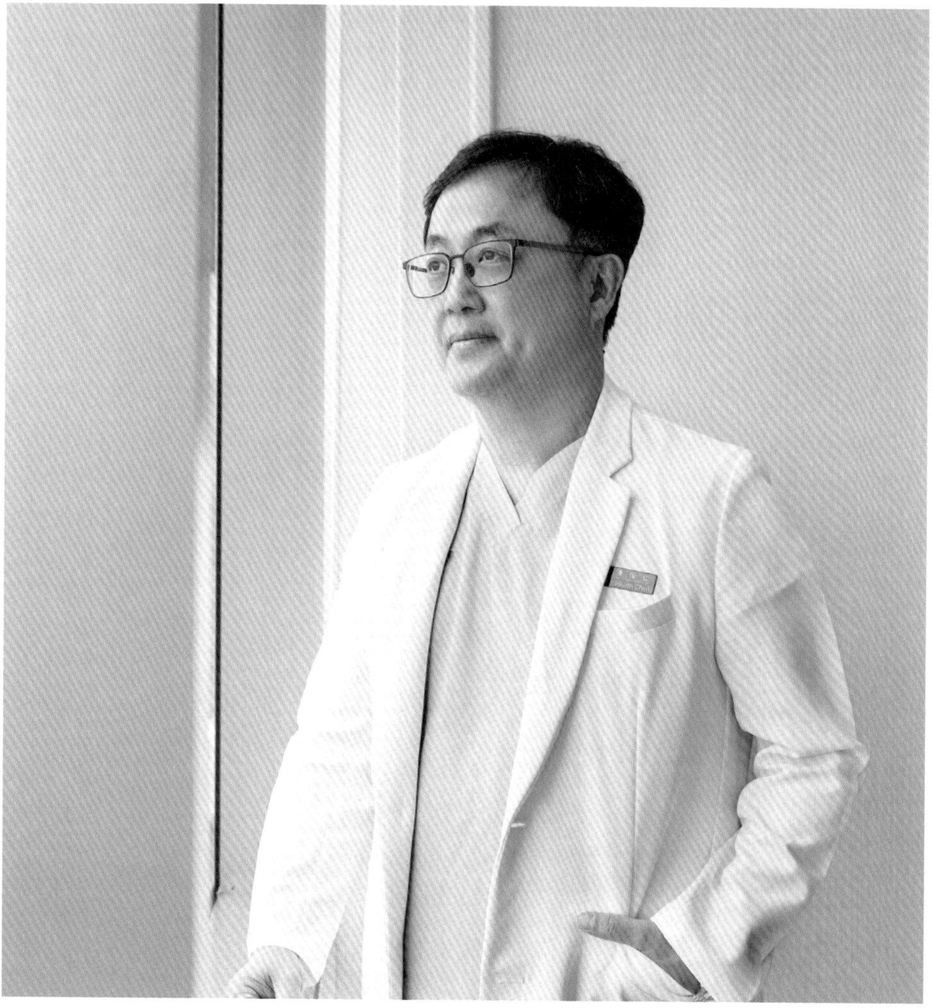

陳保仁醫師期盼禾馨在突破種種困境後，能繼續擴大禾馨這個品牌的影響力。

就是成本會高，後遺症來的也快。首先是組織走向扁平化管理，好處是公文管理、推行專案都能快速有效地運作，但時間久了、組織大了之後，制度面難免愈來愈凌亂，例如創新作法忽略法規的限制，存在內外部的邏輯斷層，或是與業界奉行已久的慣例時有衝突。面對這些陣痛與錯誤，同樣可以一件一件改善過來，禾馨接下來會按部就班花費很多心力全面革新重整。

從二〇二一年開始，蘇怡寧醫師就一直朝各院自治布局，但要做到各院

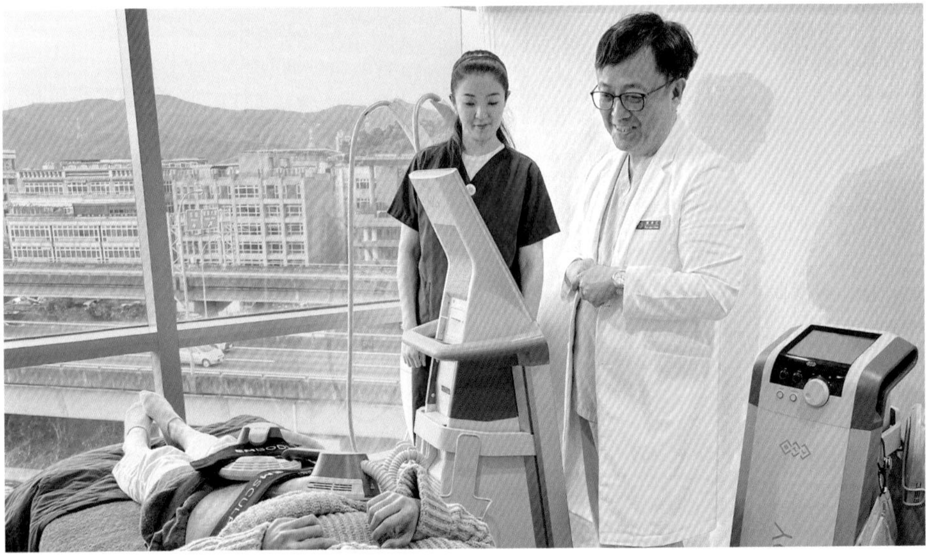

禾馨致力於提供母嬰及個案新穎先進的醫療設備，以及高度專業醫師的醫療品質，讓大眾能夠安心就診。

自治，務必得先做好組織建構。二〇二三年四月，我接任禾馨醫療院長聯席會主席管理職，做了很多的變動，而進行組織架構重整的前提是「主管要適才適所，把人放在適當的位置。」我們成立了院長聯席會主席辦公室，有別於從前中央集權的快速決策管理，到現在的各院團隊自治管理，集結醫護與管理顧問專業，採協理、經理、助理、特助、會計、醫務等七～十人任務性編組。後續還會著手召開各院自治會議，並且舉辦主管共識營，進而完成各院自治。

禾馨組織重整的第一個關鍵，是訂立制度作為最高奉行法則，不要允許有特例。第二個關鍵是清楚劃分權限、充分授權，並請主管擔負起責任。一般企業主在衝刺的時候，時常忘了員工也要休息，讓高階主管事情愈做愈多，卻沒有獲得相對應的回饋。我們讓人才歸位後，立刻為高階主管加薪；而希望一個組織穩定成長進步，我認為最重要的因素是中階主管，所以我們致力穩定並提升中階主管層。第三個關鍵是優化回饋機制，各單位門診數量、業績標準、盤點人力與薪資等環節全部成立專案，並訂定 KPI，實踐組織報表化，力求定期且精確地修正，另外還包括完善資訊系統等重點項目。

修正績效制度後，獎金種類簡化為兩筆以利管理，團隊的戰鬥力也明顯大增。我舉個最簡單的例子，因為門診數、占床率都會影響獎金計算，現在護理人員對於掛號狀況更加謹慎，面對不同需求的病房都不排斥付出，公平一致的獎懲制度，更促使團隊內部相互督促、互相協助，整體氛圍都變得很積極主動，這種正向的行為改善，也並非一味投入資金可以企及。

專案管理制　有為有守的當責文化

蘇怡寧醫師標榜的「小細節大不同」，在管理上對我而言，是從仔細做會議紀錄開始。剛接任前三個月，我一直在修改開會通知和會議紀錄，要求主席、發言者、決議……每項都要寫得清楚、有邏輯，後續才知道如何追蹤，也才可能完成預定的目標。我們可以快又有效率，但是同步尊重職場的道德跟倫理；速度也可以慢一點，但就要做得徹底。

禾馨有四大管理支柱，包括：醫務單位（管理醫生跟醫療行為）、護理單位（人力配比最多）、後勤部隊（工務、總務等）、財會與行政（財務會計、行政事務等），但是缺乏明確的專案管理小組。現在我們打破過去中央集權的治理模式，訓練讓每個人都能當專案小組的領導人，換言之，蘇怡寧醫師和我不會參加每個會議，同仁也不能事事詢問我們的意見，專案經理人必須要有獨當一面的能力，而當需要管理階層參與的必要性決策時，請避免提供填空題，而是要給後續評估過的選擇題，及綜合評估分析，再來討論及決策。

建立當責（Accountability）文化，不只是完成自己份內工作就好，還要對結果負責。講起來容易，執行起來非常難，就跟忠孝仁義一樣知易行難，所

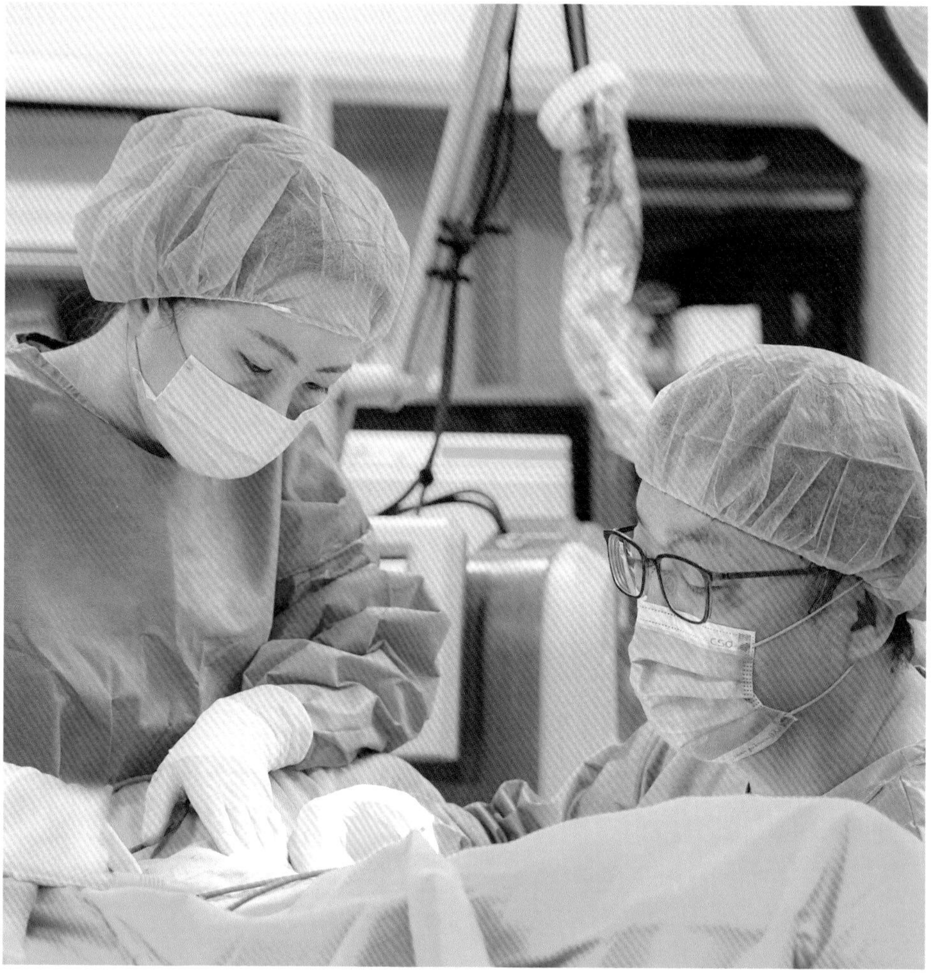

陳保仁醫師以其醫療專業，在禾馨擔任院長聯席會主席的角色，除了臨床經驗外，在醫療管理上，也不遺餘力，竭盡所能。

以責任範疇要訂得更清楚完善。身為負更多責任的高階主管，我知道這個人能幹又願意負責，我當然會提拔他；這人能幹但不想負責，久而久之不進則退；不能幹又不能負責，那就請漂亮地跟他說分手。

那禾馨是不是幸福企業呢？幸福是一種很個人化的標準，它是一種氛圍，沒有單一標準。幸福的關鍵是降低期望值，畢竟人總不能停留在吃喝玩樂，滿足於小確幸帶來的淺層幸福。看待幸福的格局應該要更宏大，除了自身快樂，也要讓周遭的人也快樂，這也是永續企業的重要切入點。我認為幸福企業就是提供多樣化的福利條件可供選擇，滿足愉快的工作環境、合理的收入，讓員工站在自己期待、能夠發揮的位置，並且看得見工作的前景。夢幻工作並非「錢多、事少、離家近」，合理的條件應該是「錢多、事多、成就感」。如果只要餬口飯吃、追求事少，這樣不積極長進的人，不是我們需要的員工，真正有進取心的人，總是對每件事都躍躍欲試，透過磨練爭取更大的成就感。

守護女性身心健康　全台灣捨我其誰？

行醫多年，益發感受到女性身心健康議題與關懷，需要更多的關注，而不是單純侷限在傳統定義的疾病層面，這也是我近十年致力推廣的領域。我在臨床發現，生理的疾病容易著手，但是心理衍生出來的問題卻很難醫治。過去我在擔任台灣婦產身心醫學會理事長期間，曾出國參與國際身心醫學會，那次經歷讓我眼界大開，發現國外定義的身心醫學範疇很廣，除了台灣認知中的憂鬱症，國外還有許多社工師探討家暴與性侵案例。

在心理健康照顧面，我們總覺得力有未逮，日後禾馨的全方位照護會從以往較偏向於醫療服務，慢慢地延伸到心理照護，規劃延聘專任心理諮商師，全面守護女性身心健康。並且讓溫柔生產團隊更有組織與規模，能提供水中生產、較少醫療介入的溫柔生產，並建立陪產機制；在產後照護面，除了在月子中心內推行身心關懷，並請專業心理師開設產後憂鬱認識課程，我們也從守護產婦的尊嚴和情緒出發，規劃產後照護恢復專案，包括：產後漏尿、妊娠紋、心臟功能、痔瘡、靜脈曲張等問題。有感於媽媽受痔瘡困擾的比例不低，體貼成立了直腸外科，延攬多名直腸外科專任主治醫師，下一步再延伸到更年期至停經後女性，購置骨質密度測量機器；同時也關注女同志、變性者、家庭暴力性侵害及性騷擾防治等議題，全面配合國家政策，加強照顧女性的心情與心理。

事實上，禾馨很樂於響應政府的優秀方案，例如「好孕 2U 專車補助」，禾馨是全台北市推動量最高的醫療院所（禾馨民權、禾馨新生及禾馨懷寧為本專案的合作醫療院所）。這個案子推動得非常順利，不但突破使用者需求，而且機制方便好用，適用時間還長達孕期到產後六個月。禾馨有大量的媽媽，如果有機會，我們也很樂意將婦女的意見回饋給公家平台。當然禾馨也注意來診者的乘車安全，禾馨民權重金打造迴車道，希望來診的大家可以避免臨停在車流量大的道路上，讓車開上迴車道上下車更安全，在醫療上的專業我們重視，在提供更舒適的環境細節上，我們也不遺餘力。

強者我同學　見賢思齊見不賢內自省

我和蘇怡寧醫師是建國中學、臺大醫學系的同學，在大學時期才算真正熟識，還共組「EAT-Eat Anything Team」十人小團體研究念書以外的各種社會脈動，哈哈，簡單說就是各種娛樂啦！所以我們理解一般人對於消費品質的期待。但蘇怡寧為了品質需求，是不吝嗇成本的花費，所以大家都知道禾馨都用好東西，這也是我們成功的關鍵要素。

他很早就有自己開業的想法，讀產科也是因為目光精準，主攻具有前景的基因醫學。有一本比磚頭還厚的書叫《Gene》，他真的一頁一頁讀，當時真的很尊敬他，因為我很清楚他從以前到現在沒有認真讀完一本書過，但對於基因研究有熱情的他，很認真地讀完了！蘇怡寧醫師有創業家特質，有遠見、有創意、有無比堅毅的信念，但某程度也有些偏執，需要執行能力強的人協助他，所以才有今日的禾馨醫療集團。

建設國家的程序分為軍政、訓政、憲政時期三個階段，我接任禾馨醫療院長聯席會主席等同於憲政的角色，負責重整制度，讓組織運作得更加穩定、長久。我必須強調，人要到一定的境界才能驅動某種機制，所以不能說我有做院長聯席會主席的天賦，而是要說「現階段」放對了。到了二〇二三年這個時間點，我的醫療管理經驗臻至成熟，也累積了值得信賴的人脈資源，我決定把握進一步成長的機會，分配更多時間經營更高面向的任務，讓手中的決策權發揮最大的效益。

現階段禾馨醫療的管理重點包含：整合資源、加強內控、強化品質要求、持續 SOP 監測，其中最首要的是強化中高階主管的管理意識以及能力，讓適當的人才站到對的位置；科技面則瞄準 AI，強化應用人工智慧介入醫療服務。

我們無畏改變、創新，推動禾馨這個非常獨特的有機體不斷地進化，希望國家能給予這樣優質的醫療團體更多鼓勵，同時我們也積極地遞出橄欖枝，秉持開放的心胸跟醫界同儕建立良好的關係，更歡迎有志創新醫療服務、開創醫療新局的人才一起加入禾馨的行列。未來團隊中的每個夥伴都要抱持榮譽感，見賢思齊，見不賢內自省，站好自己的位置，Just Do Your Job！期盼在突破種種困境後，禾馨能夠繼續擴大影響力，讓所有人都可以明顯感受到我們的更上一層樓。

深入冰山底層

闖出框架做精就會做大——蘇怡寧

十年來，不論體制威權有多沉重，禾馨總是堅持做正確的事，當夢想做得愈大，就不怕身上挨的刺有多痛。談未來，禾馨則拒絕象牙塔式傳聲，堅持醫療的本質在於專業，而專業將從細節中彰顯。

禾馨最有名的是重視療程與服務細節，我們還曾經因為服務做太好，人家跑來Google地標評論留一顆星。我覺得哭笑不得，假如很喜歡的話不是應該給五顆星嗎？你為什麼要給我一顆星呢？原來是捨不得懷寧小兒專科診所要改成特約制。在現今的台灣醫療體系，特別是健保給付制度下，兒科被醫院經營者公認是虧本的科別，除了兒科醫療人員要付出更多的人力成本，也無法比照大人給付健保，以致於兒科數每下愈況。那為什麼禾馨民權、新生的兒科可以存活？因為醫師還有產房、嬰兒室可以照顧，能夠互抵開銷；那為什麼外面診

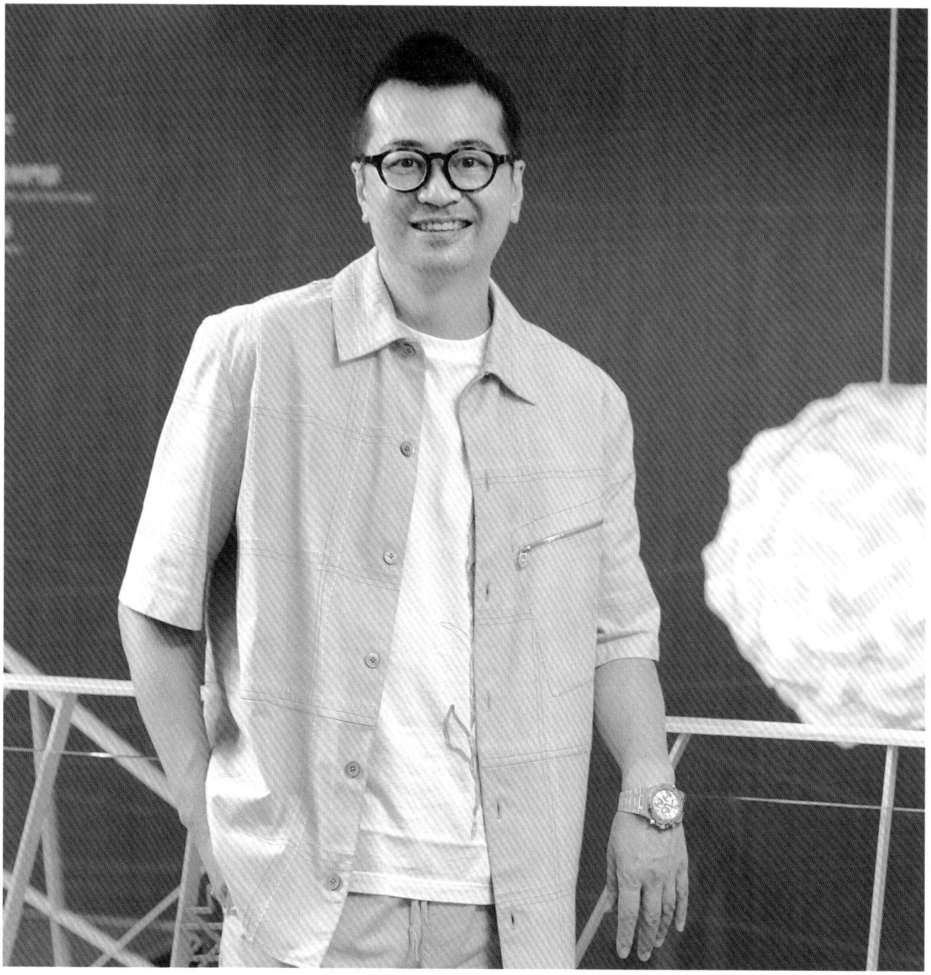

蘇怡寧醫師表示，從三位醫師的初衷，到結合愈來愈多的夥伴，打造專業、堅強的醫師團隊，持續創造更大的夢想，是禾馨的初衷。

所開得了？因為他們降低成本，譬如讓護理師兼櫃檯，或是醫療設備的種類少、汰換速度慢，能服務的診療項目也較少，但我相信工欲善其事必先利其器，更相信專業有價，所以我們願意花較高的成本，給予專業醫護各司其職的職位與對等薪資，因為他們都做得很棒！

我心知肚明在台灣經營兒科的困境，但還是讓禾馨走這一趟必戰之路，以為我們可以找到盈虧平衡的方法，結果懷寧小兒專科經營三年來讓醫護團隊背負很大的身心壓力，這點我覺得很對不起大家，如果再一次禾馨還是會開懷寧小兒專科嗎？坦白說，我們還是會想試試看，因為這是在做對的堅持。我們最大的問題應該是因理想挑戰現況吧，有時候衝太快，過於理想化。無論如何，我們初心是先把事情做好，會不會成功再說。

盤點里程碑　是對的事情就要試

過去我從沒想過，有一天我會主持上市櫃公司的股東會，以前以為我應該只會一輩子看門診、開刀，當個稱職的臨床醫師，然後順便做做研究，寫論文直到退休。很多人問我，為什麼想要把慧智 IPO 呢？其實公開發行後繁瑣的事情很多，不是想幹嘛就可以幹嘛，凡事都得照規矩來。每家公司 IPO 目的都不太一樣，對我而言，或許你不相信，但真的就是想證明給大家看，我們可以。

我想抬頭挺胸地告訴大家，我們應該是第一家從大學醫院實驗室技術轉移出來成功 IPO 的公司，我們用公開市場的力量，讓基因診斷可以靠自己穩健地成長茁壯，我們會堅定地一步一腳印，朝向理想邁進。

禾馨有很多創舉在實行之初，外界都覺得我們不可能做得起來，大從業界前輩、小至親朋好友真心相勸，怕我們白費力氣。但沒有做怎麼知道會不會成功呢？我堅信，認為是對的事就要試，即使戰死沙場，曾嘗試過便無憾。

團隊接生制及雙主治醫

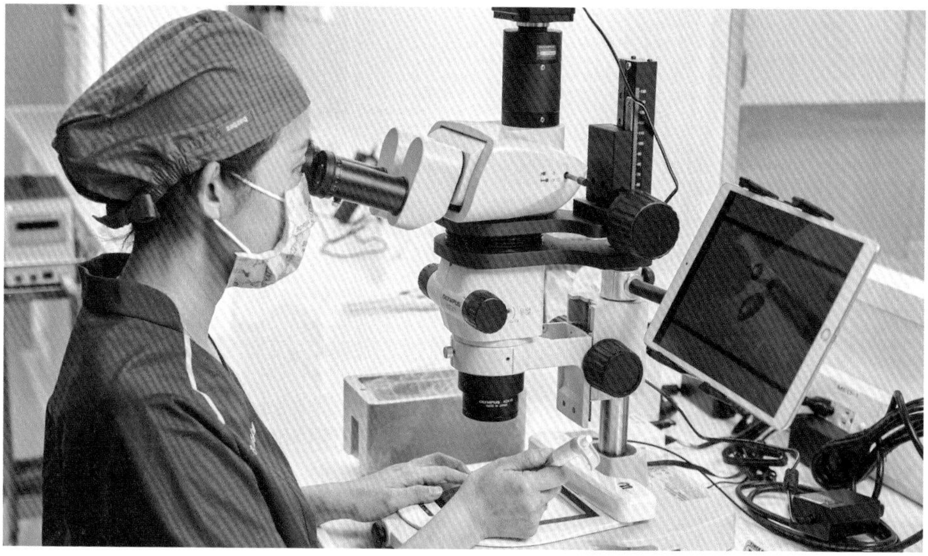

禾馨宜蘊在生殖醫學領域上持續邁向國際化，創造未來的無限可能。

師是禾馨的重大創舉，「倒三角產前照護模式」則是以基因醫學與超音波影像醫學為後盾，顛覆在懷孕後期增加產檢頻率的正三角形傳統模式，提早預知檢測與預防降低孕期風險，對孕婦進行有效風險管理。

禾馨另一項優勢是雙主治醫師執行剖腹生產，由兩位經驗豐富的主治醫師協力進行剖腹產手術，讓手術過程更安全、細心、迅速的順利完成，我曾經開過一台將近四千克、胎位不正的寶寶，但靠著完美的團隊合作，我們在二十分鐘內行雲流水地完成了這台剖腹產手術。

近期更帶入國外行之有年的「黃金一分鐘」概念，兒科醫師加入了產房團隊陣容，透過兒科醫師的專業能力，讓寶寶能在出生後的第一分鐘，就能全程獲得周到的專業照顧，為呵護母嬰大大加分。

開刀就像開演唱會，即便你是巨星，還是需要燈光、舞台、樂團，甚至觀眾都要配合，彼此相互搭配、顧好每個環節，才能成就一場好表演。林佳慧醫師的高層次超音波有口皆碑也是同樣的道理，超音波要做得好，機器規格就要高，高品質影像對於輔助診斷是有幫助的，禾馨斥資重金購入厲害高階儀器設備，讓醫師可以日復一日地練習操作，訓練出高手。不然只有經典大師系列的大提琴 Montagnana，沒有馬友友，照樣無法讓巴哈重生。

還有為什麼禾馨的無痛、減痛做得特別好，大概是世界上最會打減痛的麻醉科醫師，都來到禾馨了吧！關鍵也是找出傳統體制內的癥結點。一般大醫院的麻醉科醫師非專門服務產科，另一方面為了服務教學，大多由住院醫師打麻醉；而在小診所裡，還有找麻姐、麻醉科護理師打的，風險比較高。我們聘請一群麻醉科醫師團隊，專做產科麻醉，因為執行經驗充足，減痛分娩打得又快又上手，疼痛減少了、恐懼降低了，產婦自然評價很好。雖然麻醉科醫師薪水成本很高，但也因此能讓專業不斷進化，創造市場標竿。這就是職人精神，一輩子專注做好一件事，如果能做出獨特性與專業高度，最後就可以變國寶。

謝絕打高空　為精緻醫療衝撞體制

其實禾馨一開始就是用醫院等級規格在建置的，現在也已經成功拿到台北市醫院的設立許可。幾年下來，因為規模擴張得又快又大，占掉太多健保基層總額，醫師工會轉而希望我們改申請醫院，現在也已經成功拿到台北市醫院的牌照，從診所升級為區域醫院。當各大企業從 ESG 推動永續作為，我認為身處醫療產業，最重要的還是要以病患為優先，回歸本分思考如何改善醫療環境，而不是先被各種框架侷限。而禾馨眼前努力實踐的目標，一直是號召專職主治醫師，組成服務型的婦幼專科醫院。

我們一直都用最高標準來經營醫療品質，但現實環境對我們真的是不友善。台灣健保制度被扭曲得太厲害了，為維護病人的權益，犧牲醫護人員的薪水和勞動條件不說，大型醫學中心與區域型小診所兩極化的現象愈來愈明顯，但中間那一層服務型專科醫院卻不見了，就好比在商業模式下，不能只有百貨公司跟便利商店這兩種模式，我們希望建立另外一種醫療精品店的層級。

為什麼服務型專科醫院很重要？因為在醫療產業當中，每個人扮演的角色都不一樣。我也待過醫學中心，了解大醫院有教學、服務、研究三大使命，又以教學為首。我們以前都會說老師要「放

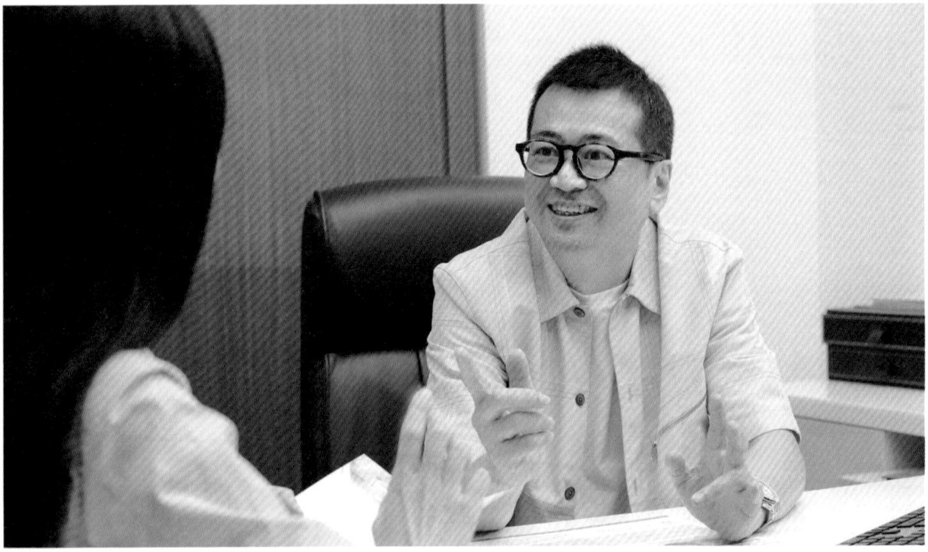

蘇怡寧醫師將會繼續帶領禾馨在未來用最高標準來經營醫療品質，給母嬰一個安心健康專業的醫療照顧。

刀」了，意思就是和老師在開刀房的角色互換，換老師當助手，讓新手累積執刀經驗，才能培育下一代精英醫師，但換作是病人的立場，一定是希望讓最有經驗的人開刀。另一方面，健保制度只能在多人房的情況下運行，缺乏單人房，就無法提供媽媽產後良好的休息環境。以上問題都可以透過服務型醫院解決，所以禾馨要用精緻化補足這個缺口，比起CP值，我們更加重視的是CV值（cost／value）打造產科界的精品！

當ESG觀念成為評量企業永續營運的國際衡量標準，我也支持永續環保的企業社會責任，但還是要強調，在醫療產業中絕對要以病人健康為優先，像是為避免回收造成的感染問題，該有的一次性耗品也不可少。

而基礎的節能減碳、減廢行動，禾馨一直以來都有在日常中實踐，例如開發App提供雲端掛號、個人病歷資料查詢等無紙化服務，取代傳統超音波整疊整疊印出來的感熱紙，同時注重資訊安全，防止駭客入侵，確保客戶隱私不外洩；以溫室氣體排放而言，婦產科多採半身麻醉，麻醉氣體使用量少；在藥品管理上，我們建置完善的庫存系統，透過電子化中央管控數量與期限；所採購的機器，注重用更高規格提升效率和精準度；新院區也在屋頂建置太陽能板，往建構綠建築規格醫院的方向規劃。

而AI科技應用雖然是不可阻擋的趨勢，但運用於臨床仍需要經過反覆驗證與審慎的法規。目前我們主要應用在健檢項目，用AI輔助判讀病灶，降低人為干擾，提高精準性；另外也往提升行政效率方向思考，有效改善組織內部的協作和溝通效率。

幸福大家庭　喝員工喜酒都像嫁女兒

社群上常常看到我被Ｐ圖談各式各樣的議題，雖然我很愛美，但我肚量很大，只要大家高興，並且提升我想表達的議題能見度就OK。有趣的是，中間有幾張圖是以前尾牙等企業活動想讓氣氛更熱絡，我就真的穿女裝登場讓大家現場拍照，大家還以為是Ｐ圖，跟我說「蘇醫師這張Ｐ得很真耶！」

我們是以女性員工為主的工作場域（遠遠超過八七％），以前我就很不喜歡尾牙還要員工表演節目給老闆看，搞錯了吧？應該是老闆要娛樂員工，所以禾馨尾牙會請樂團，我也扮成女生慰勞大家一年以來的辛苦。現在參加禾馨夥伴們的婚禮，我也常有一直在嫁女兒的心情，看著愈來愈多夥伴成家立業，甚至帶著自己的小小孩來參加婚禮，心中只有滿滿的成就感。也有人問我，蘇醫師你站在企業主的角度，會不會煩惱同仁育嬰假所帶來的困擾？我告訴你，我真的沒在想這些的，人力的問題總會解決，幸福，最重要！

談員工福利，重點是讓員工真正感受到快樂，禾馨有舒適的工作環境，各職銜互相尊重，沒有醫師高高在上的隔閡感；晉升採內部升遷體制；薪酬提供

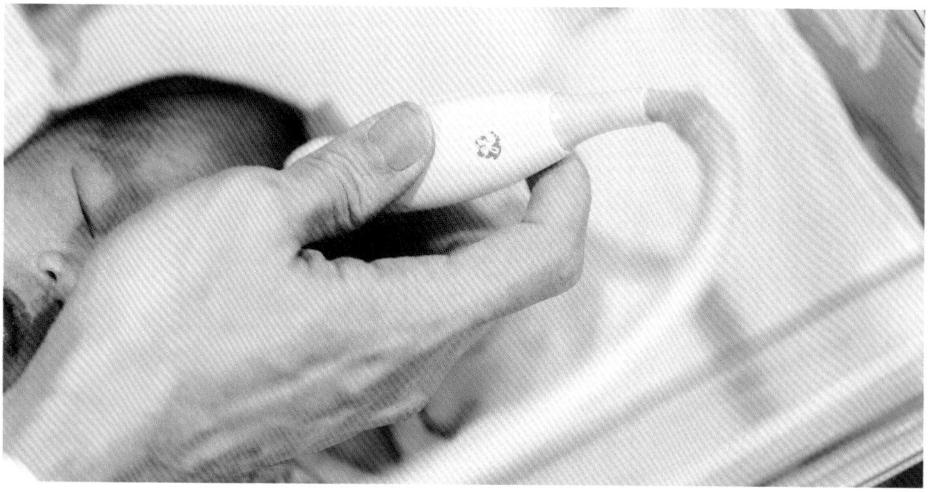

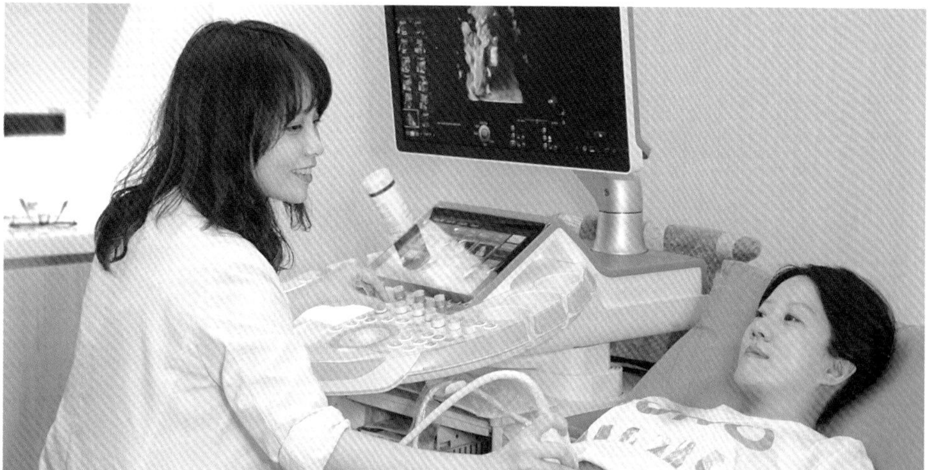

母嬰均安、病患安心，是禾馨給自己的期許，更是給予大眾的保證。

比業界更好的基礎薪資，並盡量發放福利跟紅利，除此之外，也補足人力，讓大家可以放心休假。我是真的把員工當作是家人，所以在能力可及的範圍，盡量辦多元的福利活動，像是電影日、兒童樂園包場、森林遊樂區烤肉等，希望能增加大家的情感連結，凝聚更高的向心力。

我們也很鼓勵同仁在例行的醫療工作之餘，多多參與社會公益活動，禾馨從創立初期開始就固定到花蓮門諾醫院協助高層次超音波義診，每季舉辦公益捐血活動，還有各種募款、志工（育幼院照顧服務、淨灘）和公益講座活動，未來希望補足弱勢孩童照顧、未成年少女懷孕等婦幼關懷領域。

台灣醫療資源即使日漸完善但仍難免不均衡，我們希望企業帶頭參與社會公益活動，讓同仁在心靈與體力的奉獻過程中，提醒每個人把握生命，活在當下，珍惜所有。

十年里程碑　迎接未來無限可能

二〇二二年九月，桃園生殖中心和乳房診所，以及台中生殖中心接連開幕，二〇二三年禾馨宜蘊胚胎實驗室與臺灣大學生物科技研究所動物生殖科技實驗室合作，宣布成立亞洲首創「試管嬰兒胚胎師種子培育計畫」。我們也持續邁向國際化，禾馨過去常接到外國朋友自費來台接受健檢與生產服務，而慧智基因也陸續在泰國設立子公司、日本提供檢測服務，也有馬來西亞、越南的單位洽詢產後照護合作，這些來自各國的回饋，讓我們相信未來真的有無限可能。

禾馨的院區擴建規畫一直在進行並逐一落成，坦白講，我們也不在乎同業市場競合，只在乎提升品質標準，增加良性競爭。如果感受到我們帶來的壓力，那就努力跟上吧！禾馨的企業組織是依需求發展的有機體，社會觀念發生變動，我們也會不斷學習，謙卑地應付瞬息萬變的世界。過去遇上的任何荊棘，都是反思和重生的機會。我們的態度不是蓋起頭來互相取暖，而是勇敢革新。

十年對一家企業來說還是新生兒階段，禾馨從三位醫師的初衷，到結合愈來愈多志同道合的夥伴，打造最專業、堅強的醫師團隊，持續創造更大的夢想，這一路上絕不輕鬆，沒有大家的共同努力，絕對是不可能的任務，謝謝大家願意一起陪我完成夢想。我一直都是這樣跟自己說的，不管過去這個星期過得好還是不好，到了下個星期，不好的，就把它忘掉；如果你過得很好，也不能得意忘形，時常要沉澱下來，重新整理自己，穩紮穩打再出發。我深信，堅定前進不需回頭，因為別人追趕的只是我的昨天！

Reset！Reset！

附錄

完美於細節

來自媽咪們的真誠感謝

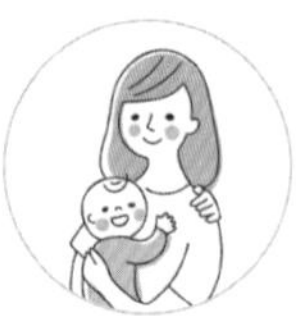

擬定戰略 高規格生產攻略

唐可芸──計畫型媽咪

每個媽咪都說生孩子很累，連我家大兒子都跟我說：「媽，我覺得妳真的不要再生了，我照顧起來也很累。」但我受《三國演義》影響，料定天下必然鼎足三分，生三個孩子可能會吵架吵不停，所以一開始就決定生四個，化解三足鼎立的局面。不管是職場或家庭，我都擬定最佳戰略。讓孩子們在成長過程學會互助互愛，除夕夜時，大家熱熱鬧鬧地圍爐吃飯，就是我最大的期盼。

我三十五歲懷第一胎時很緊張，什麼名醫都掛號看過診了，發現教學醫院的醫生都很忙，沒空幫我照超音波，志工媽咪也無法幫我化解擔憂，唯一能做的事就是等待。於是我縮小範圍搜尋風評好的診所，發現禾馨環境舒適漂亮，可以系統性地讓我知道寶寶的狀況，還有很完善的產檢項目可以選擇，有的報告甚至隔天就出來了，會提供寶寶的遺傳性疾病和早產機率等數據評估，醫師也會花很多時間仔細講解，讓我吃下一顆定心丸。

我媽住加護病房時，曾經隔著玻璃指我的肚子，問男生還是女生。她過世五天後，老大就出生了，是男生，也是禾馨第五百個寶寶。同時面臨生子與喪母，護理師常關心我需要幫忙嗎？還請了社工師協助關懷與諮商，讓我的心情平靜不少。

懷第二胎三十四週時，某次候診我骨盆痛到發冷，當時在場的媽媽都沒看出來，只有禾馨的行政和護理師眼尖地發現我臉色不太對勁，好幾位紛紛過來關心，還透過耳機詢問可不可以讓我優先產檢，後來二寶也的確提前來報到了。這種專業的敏銳度是累積經驗訓練出來的，也仰賴跟醫護團隊培養出好默契。禾馨人都很能同理產婦的焦慮與恐懼，做事細心講求章法，說話也都是溫柔安撫，這對他們來說也許是例行性工作，但對玻璃心的媽媽來說簡直超級感動！

以麻醉為例，醫護團隊每個步驟都會跟我詳細說明流程，當每個人說的內容都一致時，就代表有按部就班地進行和全盤掌握狀況，讓我安心許多。我生老三時，甚至可以在肚子被打開的狀況下跟蘇怡寧醫師聊天，生老四時也是完全清醒的，產後沒有頭暈或嘔吐等後遺症，可見禾馨的麻醉技術有多先進。

準備懷第四胎時，我下定決心生完就「封肚」了，同時也擔心身體沒有足夠的營養滋養胎兒，所以從備孕開始就在禾馨吃中藥，藥水、藥粉、藥粒都按照醫囑確實地服用，禾馨的中醫師還會視訊關懷我的狀況。我發現這次肚子特別大，比較緊張的是，懷孕過程我不斷感冒，甚至心肌發炎，禾馨謹慎地協助我來往轉診大醫院，把我照顧得無微不至。剖腹生下四寶時，蘇醫師讚嘆：「哇！養得這麼好！這是我接生以來看過前三粗的臍帶，營養真是好！」證明乖乖聽醫師的話，就能生出頭好壯壯的寶寶。

營養真的是一門被很多人忽略的專業，我當媽咪以前很瘦小，只有四十一公斤，還常常生病，沒想到生老大時一口氣胖了二十四公斤！蘇醫師看不慣孕婦過度肥胖，認為不該因為懷孕把自己弄得這麼狼狽，叫我找營養師報到。營養師仔細幫我擬定飲食計畫，還暖心地幫我加油打氣。後來生老三我只胖了五公斤，把體重維持得很好，對我的健康和體力恢復也是加分的！

對容易發奶的我來說，飲食更要謹慎。護理師和泌乳顧問都清楚掌握我每一胎的生產狀況，也會建議我採少量多餐的方式哺餵母乳，建立供需平衡的身體記憶。禾馨廚房團隊對媽咪也很用心，而且愛惜食物，我怕發奶沒點藥膳，或是連續三天早餐沒吃水蓮都有被發現，廚房阿姨跑過來關心我，後來改煎荷包蛋替代。還有與時俱進的 App 讓我能隨時掌握孩子的健康狀況，禾馨的豐富與體貼就好像媽咪的「生產百貨公司」，應有盡有，我只需要選擇我想要的。

讓我覺得大大加分的是特約門診！特約並非特權，而是提供「特別需要的服務」，比方打預防針，我帶著四個孩子可以很有效率地同時看診，有充裕的時間跟醫生諮詢，不必經過漫長的等候，也不需要在候診時焦慮地安撫小孩，或是倉促地問醫生問題，效率來說真的是一百分！

衷於理想、完美於細節，我視線未及的地方，禾馨都幫我看見了。十年來從生命的起點，不斷延伸擴大多元的醫療與健檢服務，這裡不只是充滿正能量的媽媽城堡，更是我一輩子的娘家！

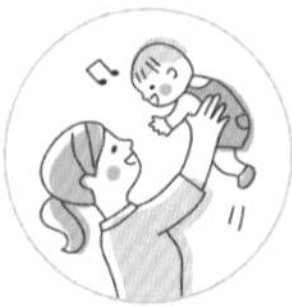

生命的力量 百分之一機會逆轉勝

蔣佩珊—奇蹟媽咪

我的職業是護理師，一畢業就在加護病房重症單位，長期包大夜超時高壓工作，後來即使離開大醫院轉換跑道，身體也一直很虛弱，本身有多囊性卵巢，受孕不易。懷第一胎時初期常出血，忍著不適繼續在診所工作，上網做很多功課，選擇慧智基因非侵入性產前染色體篩檢NIPS，當時檢查結果一切正常，但十七週時早期破水，到處求醫轉診台北禾馨蘇怡寧醫師，做了羊水灌注，還是救不回孩子只能引產，小小的身體一百七十公克，是我最想要的女孩。努力了一年以上才懷上第二胎，十週時某天上班太忙遇到奧客，情緒過度壓抑突然大出血，隔天寶寶就沒了心跳，幾天後安排了流產手術。

連續夭折兩個孩子，我一度失去活下去的勇氣，回想著每一個環節到底做錯了什麼？為什麼又是我？失眠自責茫然，只能求助身心科服藥治療，悲慟中學著自我療癒，去了一趟義大利二度蜜月，看看世界的美好，回來後用忙碌填滿生活，但我的心破了好大一個洞。

一年多後，好不容易第三次懷孕，驗到兩條線的那一刻起，我放下一切工作在家安胎，原本已經決定要從新竹直奔台北禾馨產檢，很幸運上網搜尋到禾馨怡仁剛開幕，立刻預約了林思宏醫師門診，他非常耐心地聽我講述之前的狀況。每次懷孕初期容易出血，其他醫師都要我吞大量黃體素，換來的是頭暈狂吐，只有林醫師一直鼓勵我，要我相信他。林醫師出了新書《樂孕》，產檢時我帶著書去找他簽名，他為我寫下「恭喜妳，這次會安心、好孕、順產，寶寶是你們夫妻相識二十年的禮物，放心，寶寶會好好的，加油！」

因為之前的流產經驗，我非常擔心害怕，所以我每週都準時去產檢，一定要聽到寶寶心跳聲音才安心，林醫師總是對我說，寶寶有努力長大，鼓勵我放輕鬆、不要那麼緊張。寶寶十週時做了NIPS，不到一週接到禾馨的電話，請我們到台北門診，林醫師沉重地對我們說，NIPS的結果是21號染色體多了一條，百分之九十九機率有唐氏症，我的腦袋一片空白，淚水模糊了視線，已經聽不到林醫師解釋胎兒異常的原因，後續又安排做了絨毛膜取樣穿刺，這項檢查有百分之一的流產機率，沒多久又接到台北禾馨回診電話，當天林醫師神情嚴肅地宣布報告還是異常，但如往常一樣，讓我們聽寶寶的心跳聲，忽然他說了一句：「寶寶的鼻骨很高，我們要不要再給她一次機會，等十六週做羊膜穿刺再決定？這期間不要每週過來產檢。」我知道他是擔心我難過。

我幾乎不抱一絲希望，但還是很捨不得，仍然持續每週產檢，跑遍廟宇求神問卜、行善許願。那段期間我靠著畫新家設計圖轉移注意力，把時間填滿，但偶爾一個人時還是會失控崩潰大哭。好不容易熬了一個多月，寶寶十六週大，到了約定的時間前往台北禾馨做羊膜穿刺，我知道我快失去她了，但我還是很願意相信林醫師說的「等」。

一週後我一個人在家，突然接到在國外旅遊林醫師的電話，他說禾馨護理師通知他羊膜穿刺結果正常，他趕緊跟對方要了我的電話，想親自跟我報喜，我永遠記得他在電話那頭興奮地大喊：「羊穿結果正常！」我難以置信，泣不成聲，這次是開心的眼淚，一直對他重複說謝謝。之前做的各項檢查都說百分之九十九是唐寶寶，只有百分之一的微小機率能生出健康的孩子。查過很多資料都找不到任何希望，如果遇到其他醫生也會叫我們死心，只有禾馨林醫師說再給寶寶最後一次機會。那天是平安夜，是最美好的聖誕禮物。

因為胎盤血流不好，無法供應胎兒足夠的養分，所以寶寶長得慢，努力撐到三十八週時，林醫師說既然足月了，那我們催生出來養吧！待產時，禾馨護理站胎心音監測器與病房連線，並且設定適當的安全警訊上下限，一有異音警報還來不及按鈴呼叫，護理師人就先到了，無微不至的照顧讓我感到很安心。但我害怕到全身發抖，即使到最後一刻我還是沒把握，孩子等一下能不能平安地抱在懷裡，那晚剛好是林醫師值班，過程很順利，小孩很健康。寶寶出生時，林醫師說：「你們哭得比寶寶還大聲！」此刻的我們正情緒潰堤大哭，終於能放下心中懸著的大石，那天剛好是母親節，我的第一個母親節。

女兒長得像洋娃娃，鼻子好挺，好乖、好懂事，是個來報恩的孩子，常對我說「謝謝媽咪把我生下來」，也會說「我跟媽媽一樣都是恰查某！」好強的個性一如當初堅持來到我身邊。在她四歲半的聖誕節，我們帶了紅色玫瑰永生花，去了禾馨怡仁獻給林醫師，希望他能一直保有對工作的熱情與熱忱。女兒對林醫師說：「林叔叔，謝謝你救了我一命。」現場的大家都哭了。禾馨是我們家一輩子的恩人、貴人，一定要繼續加油！我們也默默支持林思宏X5醫師慈善基金會，希望這份愛能一直延續下去。

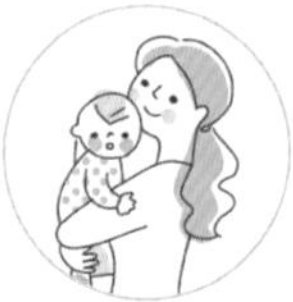

認真對待 從感受開始

陳玫君—五寶媽咪

我懷第一胎時，一切都還很懵懂無知，兩、三週時去大醫院檢查，先別提要跑三層樓，光等電梯就等了好久，整個環境都很浮躁，醫護人員可能因為太過忙碌了，不但態度兇、不耐和嚴厲，措辭也讓我很不舒服。還記得懷孕初期，有醫師超音波照不到就質疑我：「妳確定妳有懷孕嗎？」做陰道超音波檢查時，還遇到男醫師冷語：「把褲子脫掉，自己躺上去。」又引人遐想地問：「妳準備好了嗎？我要進去囉！」最後他抽了幾張衛生紙，要我自己把凝膠擦一擦，褲子穿好就出去。當時現場還有很多男實習醫師，這種檢查過程讓我深深受辱。

我有長子宮肌瘤，那時候醫師跟我說：「反正小孩還沒有心跳，把肌瘤和孩子拿掉就好了。」他說得雲淡風輕，但對剛結婚不久的我來說非常衝擊。隔天朋友叫我去禾馨試試看，其他診所醫師也有推薦禾馨，好口碑讓我安心一點。果然一踏入診所就感受到與眾不同的溫馨氛圍，禾馨的環境不像大醫院晦暗、沉悶、緊張，也沒有刺鼻的消毒水味，步調放慢許多，而一條龍服務也能免去孕婦奔波勞苦，讓我檢查、問診都可以直接在診間內完成，更棒的是，在禾馨，我不用擔心下一位看診者會聽到我跟醫師談的私密內容。

當我躺著做完檢查準備起身時，護理師馬上從旁攙扶，我受寵若驚，沒想到只是初期也能獲得照顧。照完超音波，陳保仁醫師建議我等生完孩子再處理肌瘤，並且條列式分析重點，讓我能迅速理解。等待看診時，護理團隊都會積極主動地細心輔助，確認我是否有哪裡不舒服。待產、生產也幾乎不用準備東西，一入院萬事俱備，我只帶了隱形眼鏡、梳子和慣用吹風機，而最有名的減痛分娩更無須贅言。

我很喜歡幫寶寶記錄成長過程，生到第三胎時，發現禾馨有個體貼的進步，產後除了提供出生證明和母嬰用品，還會頒發證書，上頭記錄爸媽姓名、寶寶的出生日期和體重，以及產檢醫師和接生醫師的名字，這份專屬於寶寶的紀念品充滿儀式感，對新生的喜悅灌注了滿滿的祝福。

我生第三、四、五胎都住進禾馨的產後護理之家，感受到一以貫之的品牌精神。我曾因奶量較多，導致嚴重的乳腺炎，回禾馨檢查時發現有蜂窩性組織炎，需要固定回診治療。護理師和月中行政謹記我的狀況、悉心照料，有問題只要一通電話，就會進房關照。當發生塞奶的問題時，我也可以跟客服預約，請禾馨的物理治療師直接到月中幫忙疏通乳腺，這樣我就不用在坐月子期間還得外出看診，可以直接在院內處理。月子餐我都有吃光，好吃、營養均衡又有變化，也會仔細註記需求，例如不吃帶殼海鮮、忌重口味等。院內平板系統可隨時確認孩子狀況，包括：餵奶過程、換尿布次數，也可以在房間看到寶寶當下的動態，對懶人媽咪真的很方便。

我喜歡上月中安排的媽咪教室，製作羊毛氈 DIY 奶嘴鏈、寶寶腳丫子書籤等課程都可以夫妻同行，醫護也會教我先生拍嗝、餵奶、換尿布，讓我先生變成很棒的育兒助手。五個兄弟姊妹的成長過程都是在禾馨小兒科打預防針，每次經過民權院所，孩子們都會伸出小手指著說：「這是保仁阿伯的家！」我說，禾馨是我們一家人的健康堡壘。

附錄

禾馨里程

先進照護・專業至上

莫忘初衷・不斷創新

台大分子醫學實驗室 重大事紀

2002

- DHPLC 平台建立

2003

- 脊髓性肌肉萎縮症檢測平台建立
- 裘馨氏／貝克氏肌肉失養症檢測平台建立
- 血友病——乙型檢測平台建立
- 軟骨發育不全症檢測平台建立

2004

- 血友病——甲型檢測平台建立
- 海洋性貧血檢測平台建立

2005

- 視網膜母細胞瘤檢測平台建立
- 馬凡氏症檢測平台建立

2006

- 胚胎著床前基因診斷平台建立

2008

- aCGH 檢測平台建立

2009

- 感覺神經性聽損檢測平台建立

2010

- NGS 平台建立

2011

- 胚胎著床前染色體篩檢平台建立
- 新生兒基因篩檢平台建立（感覺神經性聽損／先天中樞性換氣不足症候群）

二○一二年慧智基因成立，持續呵護全人健康

SOFIVA GENOMICS 慧智基因

2012

- 非侵入性產前染色體篩檢（NIPS）全面於台灣完成
- NIPS 檢測平台建立

2013

- 子癲前症風險篩檢全面上線
- X染色體脆折症／葉酸代謝基因檢測平台建立
- 乳癌／卵巢癌 BRCA1／BRCA2 NGS 檢測平台建立

2014

- 衛生福利部國民健康署審查通過國內合格遺傳性疾病基因檢驗機構
- 全方位非侵入性產前染色體篩檢（NIPS+）全面上線
- 次世代定序胚胎著床前染色體篩檢（NGS-base PGS）全面上線
- 慧智非侵入產前染色體篩檢榮獲「SNQ 國家品質標章」肯定

2015

- 目前唯一獲全球基因龍頭 illumina 具專利之非侵入性產前篩檢技術認證單位
- 人類乳突病毒篩檢（HPV Screening）全面上線

2016

- 異位性皮膚炎檢測平台建立
- 新生兒先天性巨細胞病毒感染篩檢全面上線
- 肺癌 EGFR 檢測平台建立

禾馨醫療大事紀

禾馨醫療

2012

禾馨懷寧婦產科診所成立

- 禾馨醫療 APP，資料整合一指通

2013

- 院內檢驗報告／影像畫面e化下載
- 台灣早期引進子癲前症風險評估之醫療團隊，致力降低孕產過程的母嬰健康風險

2014

禾馨新生婦幼診所成立

- 首創二十四小時團隊接生制
- 剖腹產雙主治醫師執刀
- 專任麻醉科醫師團隊，從待產到生產全程守護

2015

禾馨民權婦幼診所成立

小禾馨兒童專科診所成立

- 溫柔生產團隊，安心迎接新生命
- 國際認證泌乳顧問與乳房物理治療服務
- 禾馨形體美學（整形外科），重拾美麗與自信
- 禾馨乳醫中心成立，提供優質乳房照護計畫

2016

- 禾馨親子牙科，呵護牙齒健康從小開始
- 寶寶睡袋變裝趣味活動

2017

- 全方位非侵入性產前染色體篩檢（NIPS+）全新升級

禾馨怡仁婦幼中心成立

- 泌尿科門診，結紮術後也能維持性福
- 禾馨醫療 APP 榮獲——國家新創獎【婦幼互動醫療服務整合行動裝置平台】企業新創獎

2018

- 慧智基因（6615）正式掛牌上櫃
- 慧智癌篩檢檢測平台建立

小禾馨民權小兒專科診所成立

小禾馨懷寧小兒專科診所成立

- 大腸直腸外科，痔瘡問題不再羞於就診
- 各式各樣惱人疤痕，整形外科專業醫師提供疤痕修復及淡化，只要美麗不要疤

2019

- 慧智帶因篩檢新品上市
- 慧智帶因篩檢榮獲「SNQ 國家品質標章」肯定
- 慧智癌篩檢與慧智癌監控上市

禾馨士林產後護理之家成立

小禾馨士林小兒專科診所成立

- 禾馨醫療 APP 榮獲——國家新創獎【婦幼互動醫療服務整合行動裝置平台】新創精進獎
- 獨棟式產後護理之家，業界最高巡診頻率
- 推出禾馨宅配月子餐，無酒無內臟科學坐月子

2020

- 慧智新生兒基因檢測產品上市
- 慧智癌風險 SOFIVA Cancer Risk 新品上市
- 慧智（非侵入性）胚胎著床前染色體篩檢產品上市

禾馨桃園婦幼診所暨產後護理之家成立

禾馨眼科診所（民權二館）成立

- 診所結合產後護理之家，提供一站式生產與休養照護
- 產後護理之家推出「週五特別餐」
- 生產攝影服務，為您紀錄寶貝誕生的瞬間
- 全年齡層雙眼保健，專業兒童角膜塑型、白內障微創手術等

2021

- 通過美國病理學會 CAP 實驗室認證，符合 CAP 國際標準
- 通過衛生福利部食品藥物管理署LDTS列冊登錄認證
- 慧智新生兒基因檢測榮獲「SNQ 國家品質標章」肯定
- 子宮內膜癌基因分型檢測產品上市
- 「慧智癌監控」榮獲 SNQ 國家品質標章認證
- 前列腺癌之基因套組產品上市
- BRCA1/2 ctDNA 基因檢測新品上市

禾馨宜蘊生殖醫學（台北）成立

- 禾馨宜蘊生殖醫學，為備孕夫妻提供生育解方

2022

- 慧智 HRD 檢測新品上市
- 慧智 CGP 檢測平台建立
- 慧智癌監控——肺癌（SOFIVA Cancer Monitor-Lung Cancer）上市
- 慧智帶因篩檢（SOFIVA Carrier Scan）產品升級

禾馨民權健康管理診所成立

乳房健康管理中心（中心院區）成立

禾馨桃園乳房診所成立

禾馨宜蘊生殖醫學（桃園／台中）成立

- 消化內科與專業內視鏡檢查，呵護腸胃道健康
- 提供多元化健檢方案與高端健檢服務
- 胰臟內視鏡超音波與 AI 輔助偵測系統，早期發現胰臟腫瘤
- 成立血管外科，揮別靜脈曲張困擾

2023

- 癌監控基因檢測 V1.0 產品升級
- 攝護腺癌基因檢測產品升級
- 推出四種不同癌別乳癌、大腸癌、膽管癌、泌尿道上皮癌基因檢測產品

- 集結小兒心臟專科醫師，成立「胎兒心臟照護特別門診」，照顧健康從「心」開始
- 與醫者診所合作「妊娠心臟照護特別門診」，照料周產期女性心臟健康
- 成立「疼痛復健科」，提供緩解疼痛治療對策

2024

- 與財團法人罕見疾病基金會合作，公益贊助病友創作「深耕台灣」主題桌曆與策展，募集捐贈愛心善款與發票
- 慧智非侵產前染色體篩檢、慧智帶因篩檢、慧智癌監控、慧智新生兒基因檢測獲「SNQ 國家品質標章」續審認證肯定
- 引進「羅氏診斷 Cobas 5800」儀器，具高通量優點，從樣本操作、處理到結果報告一條龍全面自動化

禾馨安和婦幼診所成立

- 「黃金1分鐘」兒科醫師產房即刻處置
- 開設兒科特別門診，網羅感染科、過敏免疫科、內分泌科、神經科等次專科，提供專業細緻照護
- 眼科／牙科／親子骨科多專科聯合兒童初期健檢，健康照顧更周全
- 禾馨親子共讀計畫，陪伴孩子徜徉知識中
- 禾馨孕期運動計畫，支持孕產婦健康動起來
- 推廣「第五孕期」概念，針對產後女性需求給予健康管理照護

……未完待續

國家圖書館出版品預行編目 (CIP) 資料

禾馨讓 280 天不只如此 / 蔡舒湉撰文 . -- 初版
. -- 臺北市 : 禾馨股份有限公司 , 2024.09
208 面 ; 17X23 公分
ISBN 978-626-98591-0-8(平裝)

1.CST: 禾馨股份有限公司 2.CST: 醫療服務
3.CST: 企業經營 4.CST: 文集

419.333　　113005673

禾馨
讓280天
不只如此

發 行 人｜蘇怡寧
總 編 輯｜顏詣珊
執行編輯｜陳安琪
出 版 者｜禾馨股份有限公司
地　　址｜台北市中正區懷寧街 78 號 8 樓
電　　話｜(02)2382-2333
網　　址｜https://www.dianthus.com.tw/

企劃製作｜商周 商周編輯顧問股份有限公司
撰　　文｜蔡舒湉
攝　　影｜張家瑋、游家桓
專案經理｜董育君、許築靖
專案主編｜段芊卉、鄭依婷
美術設計｜林昀儒
地　　址｜台北市南港區昆陽街 16 號 6 樓
電　　話｜02-2505-6789
傳　　真｜02-2500-1932

建議售價｜320 元
二〇二四年九月初版
ISBN：978-626-98591-0-8